捏捏小手
推 推 背

孩子身体棒长得好

主 编 | 北京市健宫医院儿科主任
李爱科 | 北京东城中医医院儿科主任、副主任医师

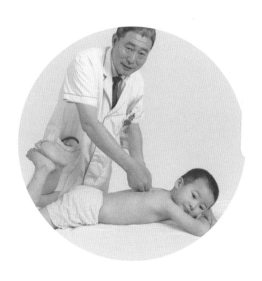

U0289467

中国纺织出版社有限公司

图书在版编目（CIP）数据

捏捏小手推推背　孩子身体棒长得好 / 李爱科主编
. —— 北京：中国纺织出版社有限公司，2020.3
　　ISBN 978-7-5180-6720-6

　　Ⅰ.①捏…　Ⅱ.①李…　Ⅲ.①小儿疾病－推拿　Ⅳ.
①R244.15
　　中国版本图书馆 CIP 数据核字（2019）第 202080 号

主　编　李爱科
编委会　李爱科　石艳芳　张　伟　石　沛　赵永利　姚　莹
　　　　王艳清　杨　丹　余　梅　李　迪　熊　珊

责任编辑：樊雅莉　　责任校对：王蕙莹　　责任印制：王艳丽

中国纺织出版社有限公司出版发行
地址：北京市朝阳区百子湾东里 A407 号楼　邮政编码：100124
销售电话：010-67004422　传真：010-87155801
http://www.c-textilep.com
中国纺织出版社天猫旗舰店
官方微博 http://weibo.com/2119887771
天津千鹤文化传播有限公司印刷　各地新华书店经销
2020 年 3 月第 1 版第 1 次印刷
开本：710×1000　1/12　印张：13
字数：108 千字　定价：49.80 元

前 言

期盼自己的孩子健康无忧地成长，是每一位家长的心愿。怎样做，孩子才能吃饭香、长高个、更聪明呢？怎样做，孩子才能少受感冒、咳嗽、发热等疾病的困扰呢？其实很简单，仅靠一双手就能为孩子的健康保驾护航。

小儿推拿是一种中医外治法，通过推、拿、按、摩、揉、捏等手法施力于小儿体表特定部位或穴位上，疏通经络、调和气血、平衡阴阳，扶助小儿正气，改善机体内部环境，调节脏腑器官的生理功能，从而起到防病治病及保健的作用。由于其操作方便、功效显著、无不良反应，越来越受到家长和孩子们的欢迎。

在孩子的背部和手部，有许多特效穴位。依据中医经络学说，背部是人体督脉所在，统领孩子一身之阳气。用捏脊的手法，作用在督脉上，并刺激督脉两侧的膀胱经，就可以推动孩子全身气血的运行，起到保健防病的作用。"小儿百脉汇于两掌"，孩子手上有许多神奇的穴位，平时按按捏捏就能抵御疾病的侵袭。

为了让更多的家长学会小儿推拿的妙处、掌握推拿方法，我们编写了《捏捏小手推推背　孩子身体棒长得好》。本书从孩子的脾肺肾调理入手，以北京地区流传甚广的冯氏捏积小儿推拿手法为指导，针对0~12岁孩子的亚健康现象和常见病，例如积食、感冒、咳嗽、发热、发育迟缓、尿床等，给出详细的推拿方案；介绍孩子背部、手部及身体其他部位特效穴的精准取穴及推拿方法，并配有真人模特示范图，方便各位家长阅读。

本书科学有效、通俗易懂、图文结合，没有医学基础的家长也能看得懂、用得上。希望此书能给广大家长朋友送去福音，同时将健康、快乐送给每一位孩子，让孩子无忧无虑无病，茁壮成长。

防感冒 | 养好脾和肺

补脾经：健脾益气

精准定位：拇指末节螺纹面。

推拿方法：用拇指指腹顺时针旋推孩子脾经 100~300 次。

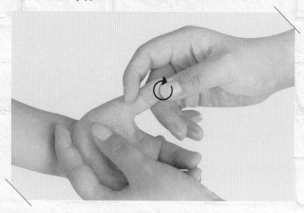

补肺经：补肺气，呼吸畅

精准定位：无名指末节螺纹面。

推拿方法：用拇指指腹顺时针旋推孩子肺经 100~300 次。

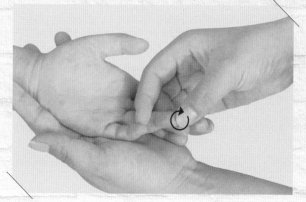

补肾经：增强免疫力

精准定位：小指末节螺纹面。

推拿方法：用拇指指腹顺时针旋推孩子肾经 100~300 次。

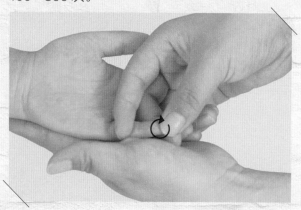

揉肺俞：解表宣肺

精准定位：后背第 3 胸椎棘突下，旁开 1.5 寸，左右各一。

推拿方法：用拇指指腹按揉孩子肺俞穴 100 次。

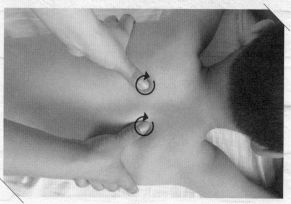

防发热 | 不让热邪乘虚而入

清大肠：清理肠胃实热
精准定位： 食指桡侧缘，从食指尖到虎口的一条纵向连线。

推拿方法： 用拇指指腹从孩子虎口直推向食指尖 100~300 次。

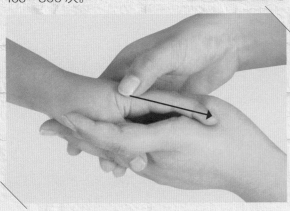

退六腑：清体内积热
精准定位： 前臂尺侧，腕横纹至肘横纹成一直线。

推拿方法： 用拇指指端或食中二指指腹沿着孩子的前臂尺侧，从肘横纹处推向腕横纹处，操作 100 次。

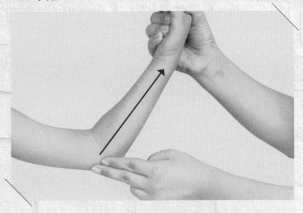

清天河水：清热除烦
精准定位： 前臂正中，总筋至曲泽（腕横纹至肘横纹）成一直线。

推拿方法： 用食中二指指腹自孩子腕向肘推天河水 100 次。

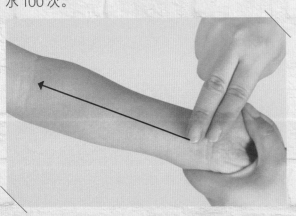

揉大椎：清热解表
精准定位： 后背正中线上，位于第 7 颈椎与第 1 胸椎棘突之间。

推拿方法： 用食指指腹按揉孩子大椎穴 100 次。

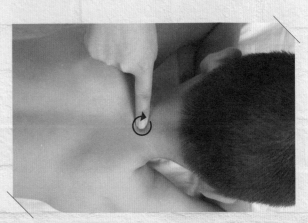

防积食 | 脾胃强大是关键

揉板门：健脾消食
精准定位：手掌大鱼际整个平面。
推拿方法：用拇指指腹揉孩子板门 100 次。

清胃经：清胃热，消积
精准定位：大鱼际外侧，赤白肉际之间。
推拿方法：用拇指指腹从孩子掌根方向向拇指指根方向直推 200 次。

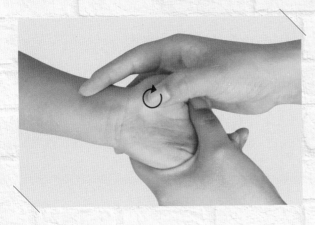

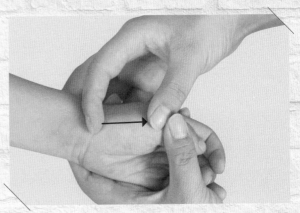

推四横纹：消导化积
精准定位：即双手掌面食指、中指、无名指、小指第一指间关节横纹处。
推拿方法：用拇指的螺纹面从孩子食指横纹处向小指横纹处直推 50 次。

捏脊：消食化积
精准定位：后背正中，整个脊柱，从大椎至长强成一直线。
推拿方法：用食中二指自下而上提捏孩子脊旁 1.5 寸处，叫捏脊。捏脊通常捏 5~7 遍。

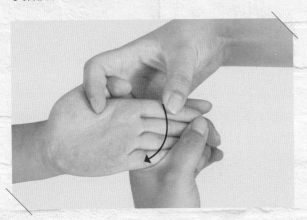

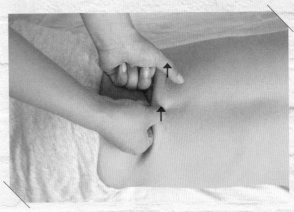

防腹泻 ｜温阳散寒，强脾胃

补脾经：防止脾虚引起的腹泻

精准定位：大拇指末节螺纹面。

推拿方法：用拇指指腹顺时针旋推孩子脾经100～300次。

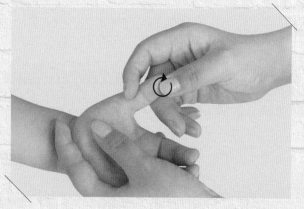

摩腹：调理肠胃

精准定位：整个腹部。

推拿方法：用四指摩或全掌摩整个腹部，称摩腹，推拿3～5分钟。

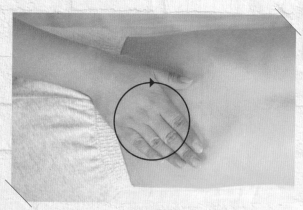

揉脾俞：健脾和胃

精准定位：背部，第11胸椎棘突下，旁开1.5寸，左右各一。

推拿方法：用拇指指腹按揉孩子脾俞穴30次。

揉三焦俞：调理三焦，防腹泻

精准定位：背部，第1腰椎棘突下，旁开1.5寸，左右各一。

推拿方法：用拇指指腹点揉孩子三焦俞穴1分钟。

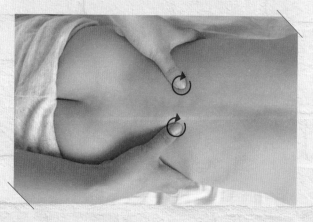

目 录

扫一扫，看视频

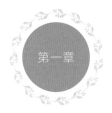

第一章

小儿推拿：妈妈送给孩子最好的礼物

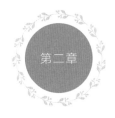

第二章

零基础父母一看就懂的推拿手法

第三章　**孩子腰背部的特效穴位**

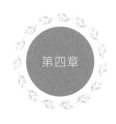

第四章

捏捏小手、摸摸足、揉揉肚子，孩子体格更健壮

第五章 每天按捏5分钟，增强孩子免疫力

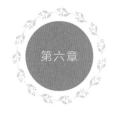

第六章 护好脾和胃，孩子不积食消化好

第七章

孩子肺最娇嫩，
肺变强大就不感冒、不咳嗽

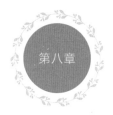

第八章

肾为先天之本，
养好肾孩子长高个、更聪明

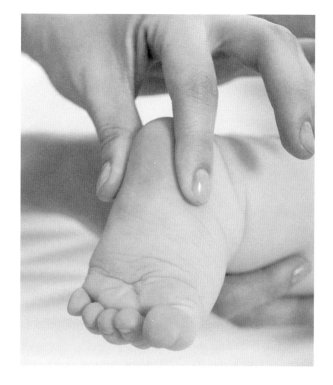

第一章

小儿推拿：
妈妈送给孩子最好的礼物

小儿推拿是一种中医外用法，其操作方便、功效显著，爸爸妈妈可以在专业医师指导下，在家中为孩子做推拿调理，使孩子在轻松愉悦中拥有健康的体魄。

按按捏捏，孩子不生病、能长个

给孩子做推拿，是良好的补药

期盼自己的孩子健康成长，是每一位为人父母的心愿。怎样做，孩子才能吃饭香、不积食、长高个、比同龄孩子更聪明？怎样做，孩子才能少受疾病的困扰？其实很简单，学会推拿知识，经常给孩子做推拿，靠一双手给孩子的健康保驾护航。

❀ 什么是小儿推拿

小儿推拿是一种中医外治法，通过推、拿、按、摩、揉、捏等手法技巧施力于小儿体表特定部位或穴位上，疏通经络、调和气血、平衡阴阳，扶助人体正气，改善机体内部环境，调节脏腑器官生理功能，从而起到防病治病及保健的作用。由于其操作方便、功效显著，越来越受到家长们的欢迎。

❀ 推拿孩子身体上的常用穴位，就能起到保健防病的作用

一些不了解中医奥秘的人可能会认为，只依靠反复推拿几个常用穴位就能做好孩子的日常保健是否太神奇了？其实不然，中医认为"小儿百脉，汇于两掌"，找准了穴位，搭配合适的推拿方法和力度，就能收到良好的效果。

❀ 给孩子做推拿，相当于吃补药

小儿推拿并不难学，每个穴位都如同一味中药材，有很好的养生功效。平常在孩子的身体上捏捏揉揉，效果就等同于吃补药。例如，脸色发黄、脾胃不佳的孩子，平时可以用拇指指腹在孩子拇指末节螺纹面顺时针旋推 100～300 次，效果等同于吃了人参等补药，同样有补脾益气的功效。

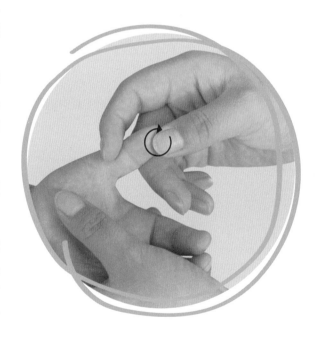

每晚睡前捏一捏，孩子睡得快、睡得香

　　睡前是孩子保健养生的最好时机。入睡前，孩子洗完澡和爸爸妈妈在床上玩，这时候妈妈可以轻轻握住孩子的手，在孩子手上捏捏揉揉，在肚子上推推摩摩。爸爸可以在旁边给孩子讲故事，逗孩子开心。在这个过程中，既能享受家庭的欢乐气氛，又能提高孩子的体质，缓解孩子身体的不适。

❋ 睡前是给孩子推拿的好时机

　　良好的睡眠是保证孩子体格及神经发育的必要条件，特别是 1 岁以内的孩子，其健康情况多取决于睡眠质量的好坏。

　　妈妈睡前给孩子捏一捏，能更好地促进孩子的血液循环，有效缓解孩子活动一天后的疲劳，使孩子全身放松，同时，也能对孩子起到安神定志、消食导滞的作用。在妈妈双手的安抚下，孩子能安心入睡，夜间啼哭的现象也会减少，让孩子睡得快、睡得香。

❋ 睡前推拿 5 分钟，孩子睡得香

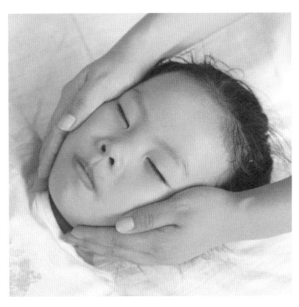

双手搓热，将掌心贴于孩子脸上，上下推拿 3 次

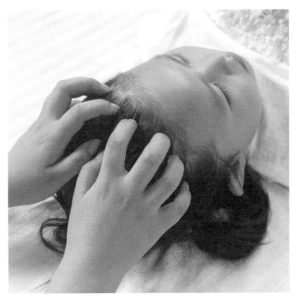

用十指指腹从前发际插入孩子头发中，向后梳理至后发际 3 次

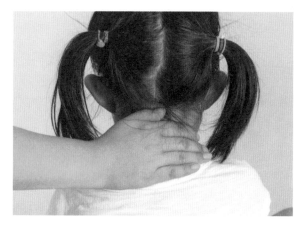

四指并拢，用指腹和掌面反复斜擦颈部 3~5 遍，双手交替进行

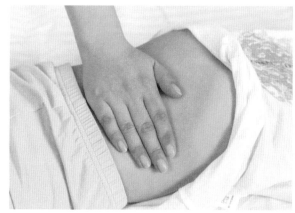

双手交叠，以肚脐为中心，用手掌心顺时针按揉 3 周，再逆时针按揉 3 周

✿ 孩子好动不配合，可睡着后再捏

有些孩子天性好动，不喜欢被固定，不喜欢在身上捏捏揉揉。这时妈妈不要着急，可以等孩子睡着之后再推拿。但是有些妈妈也会问："睡着后做推拿会不会没有孩子醒着时效果好？"其实不然，睡着后推拿的效果和醒着时是一样的，不会出现"打折扣"的情况。

但在孩子睡着后做推拿，妈妈要注意三点：

1. 应在饭后或喂奶 30 分钟后再进行。

2. 推拿后 30 分钟内不宜喂奶，以防溢奶。

3. 推拿手法要轻柔，以免影响孩子正常睡眠。

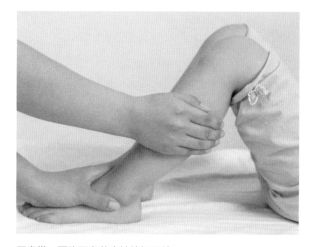

用虚掌，平稳而有节奏地拍打四肢

Tips

如何判断小儿睡眠是否正常

正常情况下，小儿睡眠时安静舒坦、呼吸均匀而无声。当孩子睡眠不佳时，就会出现异常情况，例如多动、哭闹等。

与孩子交心，推拿是很好的沟通方式

推拿是亲子沟通的一座桥梁。对于繁忙的爸爸妈妈来说，给孩子做推拿能很好地促进亲子情感交流。在推拿过程中，爸爸妈妈能够更好地了解孩子，孩子也能更深地体会爸爸妈妈的爱。

❋ 父母的触摸，给孩子足够的安全感

生活中，怎样与孩子交心呢？孩子需要通过父母的触摸来获得足够的安全感。所以，请有空就拿起孩子的小手，给他按按捏捏，让孩子既收获身体健康，又获得心理健康。

❋ 孩子不听话，推拿胜于管教

在有些父母眼里，孩子似乎总是不听话，例如不好好吃饭、不好好睡觉……无论轻言细语还是严厉管教，他们总是不听，因此常使父母烦恼。

如果你的孩子不好好睡觉，可以哄他躺下来，一边给他做推拿，一边给他讲故事。不经意间就会把孩子的经络完全舒展开，让孩子精神放松，不知不觉地进入梦乡。

❋ 给孩子做推拿的过程，也是爱的交流过程

天下的父母都为自己的孩子着想，但为什么很多孩子很不听话，觉得父母从来不关心自己呢？这是因为父母常碍于面子，习惯将爱藏在心里，只懂得默默付出，表面却显得很严厉，而孩子年龄还小，根本不懂得怎样去感受这种爱。推拿可以将父母的爱手把手传递给孩子，灌输到孩子的心灵深处。

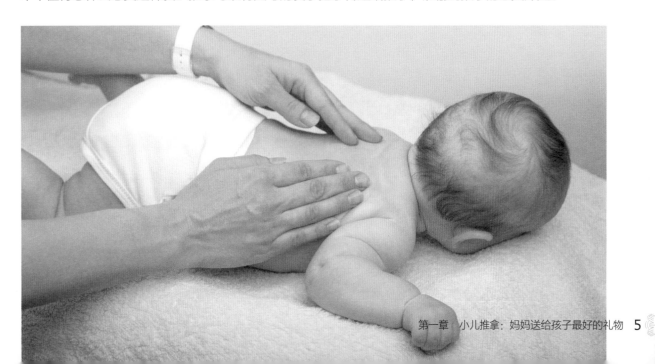

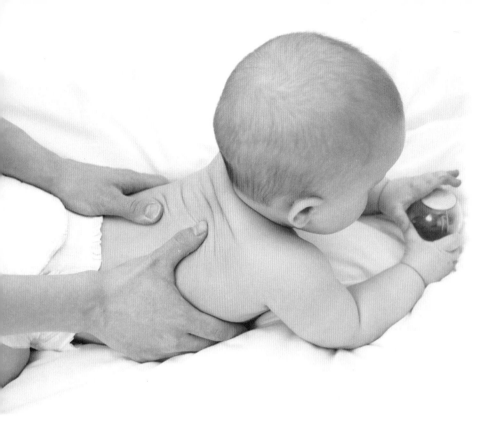

扫一扫，看视频

推拿，调节孩子自身的免疫力

有的孩子为什么能够强壮如虎，有的孩子却总是体弱多病，这是因为孩子免疫力高低不同造成的。

�֍ 什么是免疫力

什么是免疫力呢？人们通常把人体对外来侵袭识别和排除异物的能力称为"免疫力"。中医认为人体所蕴藏的对疾病的防御能力——正气，即为免疫力。

✷ 现在的孩子为什么免疫力低

现在的孩子为什么免疫力低呢？中医认为是体内阴阳不平衡造成的。很多家长担心孩子长不高、长不快，时常给孩子做好吃的，各种营养丰富、高热量的食品统统上桌，吃进去的食物却在肠胃积滞，超出脾胃消化能力，反而有害。饭前饭后食用大量寒凉水果，例如香蕉、梨、西瓜等寒凉类食物易损伤阳气。时间一久，孩子的脾胃就会阴阳失衡、气血两虚，免疫力就会降低。

✷ 调节孩子免疫力，应从调理脾胃开始

很多情况下，孩子的病都是脾胃功能失调引起的。例如感冒反复发作往往是因为脾胃虚弱、正气不足造成的。所以，调节孩子免疫力应从调理好脾胃开始。常做推拿可以扶助阳气、保护脾胃。

❋ 揉中脘：健脾和胃

精准定位： 肚脐上 4 寸，当剑突下至脐连线的中点。

推拿方法： 用食指、中指螺纹面或拇指指腹揉孩子中脘穴 100 次。

功效： 健脾胃，消食导滞。

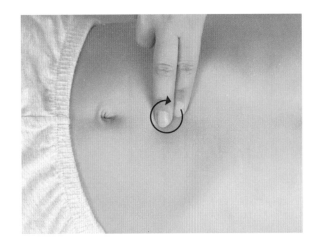

❋ 摩腹：帮助消化

精准定位： 整个腹部。

推拿方法： 用四指摩或全掌摩整个腹部，称摩腹。摩腹每次进行 3~5 分钟。

功效： 促进脾胃运化，提高消化能力。

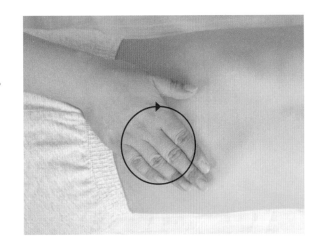

❋ 按揉足三里：身体强壮要穴

精准定位： 外膝眼下 3 寸，胫骨旁开 1 寸处。

推拿方法： 用拇指指腹按揉孩子足三里穴 50 次。

功效： 按揉足三里可健脾和胃、调中理气、通络导滞，对于孩子因脾胃不和引起的食积不化有调理作用。

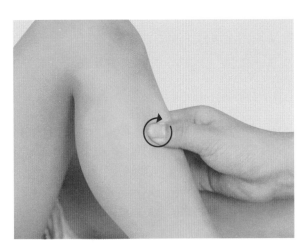

冯氏捏积，古老而实用的推拿方法

在中国传统医药学中，有一种古老而实用的治疗方法，叫捏积，是推拿的重要组成部分。早在晋朝，医学家葛洪在其所著的《肘后备急方》中，就有了捏积疗法的具体论述："拈其脊骨皮，深取痛引之，从龟尾至顶乃止，未愈更为之。"之后的一千多年，随着人们经验和技艺的积累，捏积的水平也在逐渐提升完善。现在，捏积疗法已经成为儿童保健领域的重要内容。

✾ 什么是捏积

所谓"捏"，是指捏拿孩子后背肌肤；"积"是指小儿由于饮食上没有节制，食物在肠道内停聚，不能得到充分消化所造成的脾胃功能失调的一种病症。捏积疗法，就是通过连续捏拿背部肌肤来防治疾病的一种治疗方法，因为多用于治疗小儿疳积而得名。又因为这种方法在脊背上操作，所以也被称为"捏脊疗法"。

✾ 冯氏捏积的原理

冯氏捏积疗法，是以中医的阴阳、气血、经络学说作为理论，并以中医的辨证施治为原则，通过捏拿小儿的脊背，来达到保健防病、祛病的目的。

冯氏捏积可以振奋小儿全身的阳气，推动全身气血运行，来达到防病治病的目的。这是因为，

就人体的腹部和背部来讲，腹部为阴，背部为阳，而脊柱又在背部的中央，人体十四经脉之一的督脉循着脊柱穿过，督脉的特定运行路线，就决定了它具有主管全身阳气的功能。同时，从督脉运行路线来讲，它的开始部位，跟十四经脉中的任脉相连，从下到上，贯通脊背，并且连着肾和脑，再加上人体经络像网一样在全身密布，无处不至，这就使得督脉可以沟通人体内外的各个地方。因此，通过提拿小儿的脊背，振奋督脉阳气，就能够推动全身气血的运行，调整全身的阴阳之气，达到防病祛病的目的。

除了督脉的调理作用外，足太阳膀胱经对捏积也很重要。它的运行路线，位于督脉两旁，因此在捏拿小儿脊背时，足太阳膀胱经也得到相应的刺激。在这条经脉上，分布着与人体内部器官部位相邻近的穴位，如肺俞、厥阴俞、心俞、膈俞、肝俞、胆俞、脾俞、胃俞、三焦俞、肾俞、大肠俞、小肠俞、膀胱俞等。这些穴位通称背俞穴，通过对这些穴位的良性刺激，不仅能够协调小儿脏腑之间的功能，促进机体的机能活动，而且还能通过对小儿某些穴位的重点捏拿来调理脏腑问题。

✲ 脊柱两旁的肌肤，是小儿的福地

通过对脊柱两旁肌肤的拿捏，有助于小儿身体调节阴阳，理顺气血，滋养脏腑，疏通经络，促进身体发育，增强体质。捏脊的疗效，是通过对督脉和足太阳膀胱经的良性刺激而实现的。在调理作用上，督脉和足太阳膀胱经共同起作用。

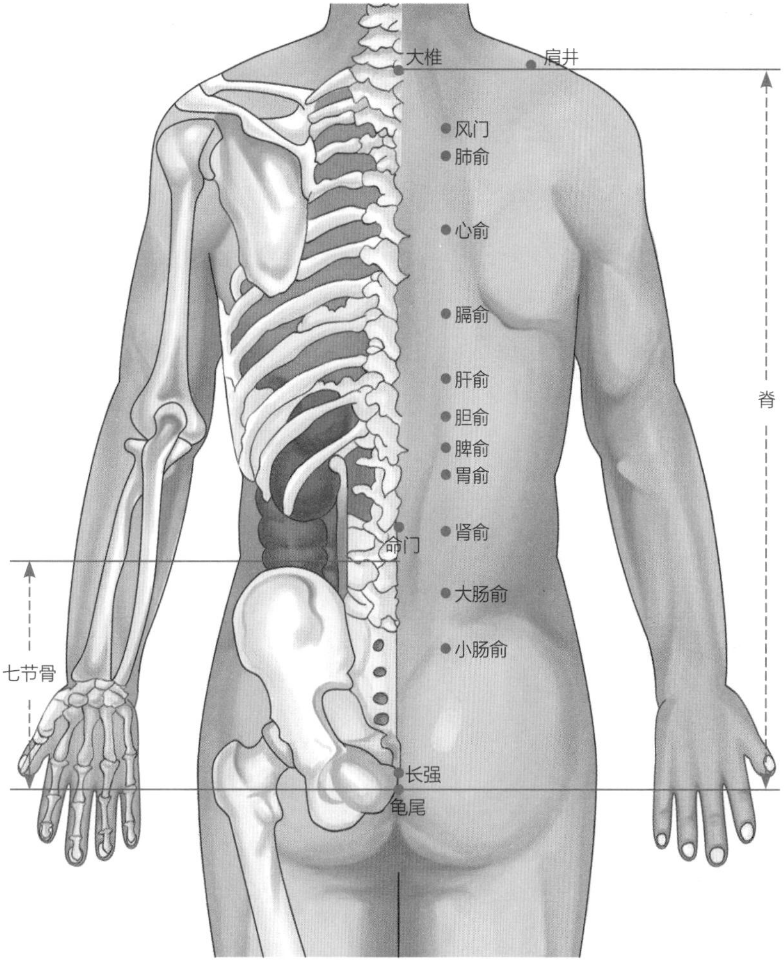
大椎
肩井
风门
肺俞
心俞
膈俞
肝俞
胆俞
脾俞
胃俞
肾俞
命门
大肠俞
小肠俞
七节骨
脊
长强
龟尾

✲ 冯氏捏积的操作方法

双手的中指、无名指、小指握成空拳状，食指半屈，拇指伸直并对准食指的前半段，双手手心相对朝上，从孩子的长强穴开始，沿着督脉捏拿至大椎穴。如此循环，捏拿 6 遍。捏第 5 遍时，采用“重提”的提拿手法，有针对性地刺激背部的腧穴。最后一遍捏拿结束后，揉按肾俞穴 10 次。

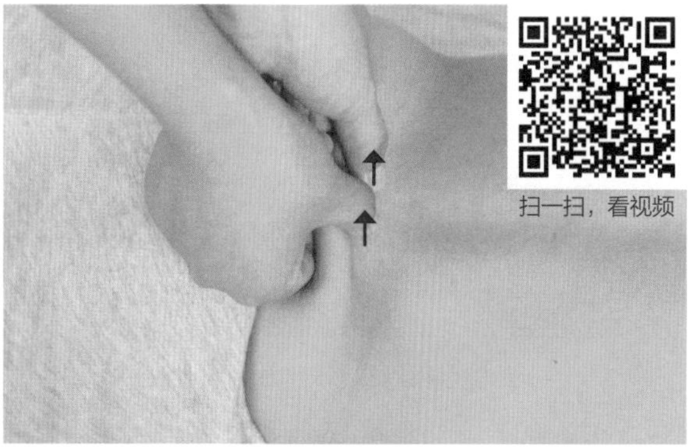

扫一扫，看视频

经常做推拿，孩子长得快长得高

　　每位家长都期待自己的孩子长高个。生活中，有些孩子因为种种原因致使身高低于其他同龄孩子，这让父母们很心急。其实，想让孩子长高，除了加强营养、注意锻炼外，还应多给孩子做推拿。

❋ 推拿有利于孩子骨骼发育

　　实践表明，通过推拿经络、穴位，能够畅通气血，促进新陈代谢，有利于孩子的骨骼发育，使孩子长高个。

　　科学的推拿，可以通过刺激机体经络、穴位，从而有效调节和增强孩子脏腑功能，激发内脏的活力，从而改善肌肉和骨骼的营养，促使孩子长高个。

❋ 按揉涌泉穴，强壮筋骨

精准定位： 足心，第二、第三趾的趾缝纹头端与足跟连线的前 1/3 和后 2/3 的交点处，屈趾时足心的凹陷处。

推拿方法： 用拇指按揉或推孩子涌泉穴 100 次。

功效： 固精益髓，强筋壮骨。

❋ 按揉命门穴，补肾促增长

精准定位： 第二腰椎棘突下凹陷中。

推拿方法： 用食指指腹按揉孩子命门穴 30 次。

功效： 可以生发全身的阳气，促进孩子生长。

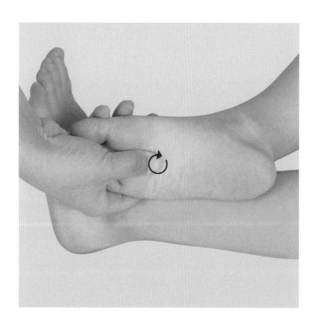

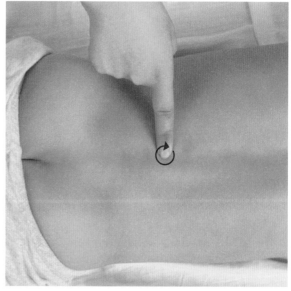

明白孩子的经络穴位，才能做好推拿

孩子有特定的推拿穴位，和大人不同

虽然小儿推拿的原理和成人推拿原理一样，都是以刺激穴位、疏通经络作为治病保健的基础。但是，小儿推拿还有它的特殊性，即除常用的十四经穴和经外奇穴与成人相同外，大多数为小儿推拿特定穴。这些穴位形态呈"点""线""面"状，多分布在肘关节以下和头面部，并以两手居多。

✿ 儿童的 5 个手指分别对应脾、肝、心、肺、肾

小儿推拿中孩子的 5 根手指头分别与脾、肝、心、肺、肾密切相连，推拿 5 根手指头有调理五脏的效果。5 根手指头对应的顺序分别是：大拇指对应脾经——家长常给孩子推大拇指，可以增进孩子食欲；食指对应肝经——家长常给孩子推食指，可以清泄孩子体内多余的肝火；中指对应心经——按揉孩子中指，有宁心安神、促进睡眠的功效；无名指对应肺经——轻揉孩子无名指，可以培补肺气，使孩子不被感冒、咳嗽盯上；小指对应肾经——按捏孩子小指，能够补肾强体，让孩子身体结实。

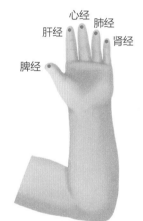

✿ 儿童穴位不仅有点状的，还有线状、面状的

这些特定穴位分布在全身各处，既有穴位点，也有随经络走向呈现出线状结构的，还有随着身体区域性反应而呈现出片状的。如一窝风、二扇门、小天心等都是点状的；三关、天河水、六腑等都是线状的；腹部、板门、胁肋都是面状的。

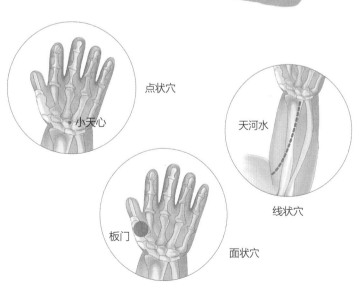

如何快速找到孩子的穴位

穴位是腧穴的俗称，又称气穴，"腧"通"输"，有传输的意思，穴即空隙。

穴位推拿可以调和脏腑、疏通经络、平衡阴阳，促进气血畅通，从而保证身体健康。取穴的方法很多，以被推拿者的手指为标准来取穴的方法，称为"手指同身寸取穴法"。因个人手指的长度和宽度与其他部位存在一定的比例，所以可用被推拿者本人的手指来测量定穴。一般来说，手指同身寸取穴法是最常用、最简便的取穴方法。

小儿推拿常用取穴方法如下：

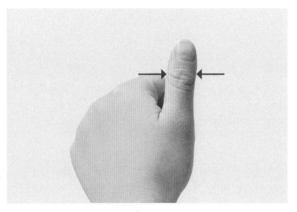

1寸
被推拿者用拇指指关节的横度作为1寸

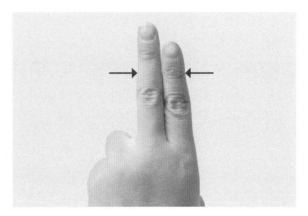

1.5寸
以被推拿者食指和中指并指的横度作为1.5寸

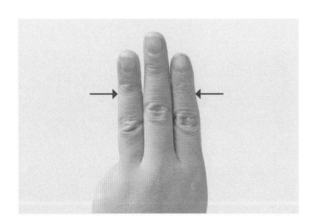

2寸
以被推拿者食指、中指和无名指并指的横度作为2寸

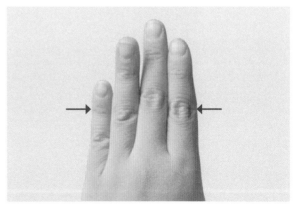

3寸
又称"一夫法"。是被推拿者将食指、中指、无名指、小指并拢，以中指中节横纹处为准，四指横度作为3寸

给孩子做推拿的注意事项

推拿前的准备

正确给孩子做推拿，能起到提高免疫力的作用。推拿不当不仅起不到任何作用，反而会伤害孩子。因此，父母要学会一些推拿常识。在给孩子做推拿前，还要做好以下准备：

❊ 室温要适当

室温最好控制在 25～28℃，室温过高，孩子的推拿部位和大人的手部易出汗，会影响操作；室温过低，则易使孩子受到寒凉的刺激，还会引起孩子紧张。

❊ 推拿的高度要适中

可以在较硬的床上、桌面上做推拿，注意高度要调好，以免妈妈给孩子做完推拿，自己却落下腰痛的毛病。

❊ 桌上要铺毛巾

给孩子推拿前，在桌上或床上先铺上柔软的毛巾，再让孩子躺着推拿。特别提醒 2 岁以下孩子的妈妈，推拿时可以给孩子穿上纸尿裤，以免推拿途中孩子突然撒尿或大便。

❊ 挑选最佳推拿时机

父母在推拿前一定要注意观察孩子的表情和情绪，如果孩子眼睛看起来明亮有神，逗他时会笑，一般就是做推拿的好时机。妈妈可以边推拿边和他玩，也可以放些轻柔的音乐稳定孩子的情绪。

❊ 光线不要直射

推拿时光线不要太亮，尽量不要直射孩子眼部，最好是用反射光线，这样会让孩子有安全感，推拿时舒服又开心。

❊ 保持温和的态度

推拿过程中，大人的态度要始终保持温和，争取孩子的积极配合，防止产生恐惧心理，影响操作。当父母情绪不好时，要减少给孩子做推拿，先调整好自己的身心状态再做。

常用推拿介质

在给孩子做推拿时，需要一定的介质，例如滑石粉、爽身粉等。这些介质能使孩子的皮肤润滑，防止被擦伤。

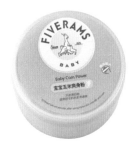

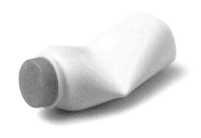

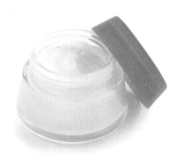

✿ 爽身粉

来源：网上或大型超市都有小儿爽身粉出售。

作用：润滑皮肤，吸水。

适用范围：一年四季均可使用，也是最常用的一种介质。

✿ 滑石粉

来源：可从网上或正规药店购买医用滑石粉。

作用：润滑皮肤。

适用范围：一年四季均可使用。

✿ 宝宝霜

来源：网上或大型超市都有出售。

作用：润滑皮肤。

适用范围：一年四季均可使用。

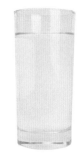

✿ 凉水

来源：食用清洁凉水。

作用：有清凉退热、润滑肌肤的作用。

适用范围：适用于小儿外感发热。

Tips

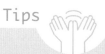

什么是推拿介质

推拿介质是指在推拿施术部位、穴位的皮肤上涂敷的不同剂型的、对推拿调理起辅助作用的物质，也称推拿递质。有些推拿介质不仅可以润滑皮肤，还可以增强推拿的调理效果，起到事半功倍的作用。

孩子体质不同，推拿方法也不相同

中医提倡"因人制宜"，就是说要根据每个人的不同情况来治病。大人有不同体质的区分，孩子也不例外。给孩子做推拿也要根据孩子的不同体质分别采取不同的推拿方法，这样才能达到强身防病的效果。

一般来说，中医将孩子的体质分为平和、寒、热、虚、湿5五种类型。根据孩子体质的不同，可采用相应推拿手法来调理。

✳ 平和体质

体质特征：这类孩子身体比较壮实，精神饱满，面色红润，大小便正常。

推拿保健：不需要进行专门的穴位、部位推拿，这类孩子主要是做推拿保健，可预防疾病，增进亲子感情。

✳ 寒性体质

体质特征：这类孩子身体和手脚较冰凉，通常面色较白，舌质色淡，不爱活动，食欲缺乏，大便稀溏，食生冷食物容易腹泻，感冒时流清鼻涕。

推拿保健：父母可以给孩子推三关（食指、中指并拢，自孩子腕横纹推至肘横纹）100～300次，可慢慢改善孩子的寒性体质。

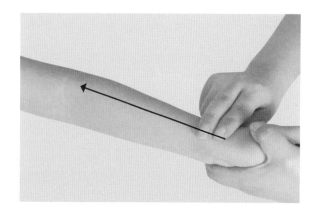

✳ 热性体质

体质特征：这类孩子形体壮实，面赤唇红，恶热喜凉，平常喜欢喝凉东西，脾气暴躁易怒，大便秘结，易患咽喉炎，感冒后易发热。

推拿保健：父母可以给孩子清天河水（在孩子前臂正中线，自腕至肘成一直线）100～300次。

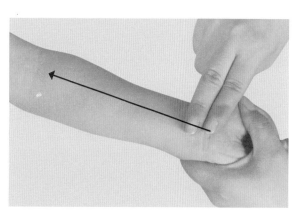

✿ 虚型体质

体质特征： 这类孩子大多面色萎黄，身材瘦弱，少气懒言，精神不振，不爱活动，易出汗，大便稀溏，易患呼吸道感染。

推拿保健： 因为小儿的5根手指分别对应脾经、肝经、心经、肺经、肾经，所以经常在孩子的5根手指指面分别按顺时针方向旋转推动100～300次，有养五脏、补体虚的作用。

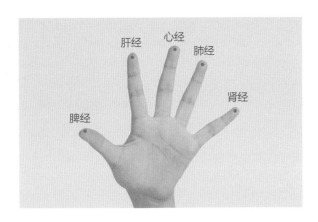

✿ 湿型体质

体质特征： 这类孩子常表现为喜欢吃肥腻食物和甜食，形体大多肥胖，动作缓慢，大便稀溏不成形。

推拿保健： 常揉板门，有利于祛湿。揉板门就是揉擦大鱼际（手掌拇指指根部，伸开手掌时明显突起的部位），每天揉擦100～200次。

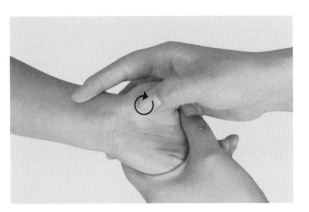

✿ 不同体质孩子饮食调理表

小儿体质	调养原理	饮食选择
寒性体质	温养脾胃	可选：核桃、羊肉、鸡肉 慎食：西瓜、冬瓜、冷饮
热性体质	清热祛火	可选：冬瓜、绿豆、西瓜、芹菜、鸭肉 慎食：牛肉、羊肉、桂圆、石榴、核桃
虚型体质	气血双补	可选：牛肉、羊肉、核桃、木耳 慎食：绿豆、苦瓜、冷饮
湿型体质	健脾祛湿	可选：海带、冬瓜、鲫鱼、扁豆 慎食：蜂蜜、糯米、红枣、冷饮

小儿推拿中的补泻之道

在给孩子做推拿调理时，要遵循中医治疗的补泻之道。中医认为"虚者补之，实者泻之"，"补"即补正气之不足，凡能补充人体物质之不足或增强机体功能的治疗方法，谓之"补"。"泻"即祛除体内的病邪。

❋ 小儿推拿中的补泻作用是怎样体现的

小儿推拿中的补泻作用，乃是手法刺激在人体的某个部位或穴位，使人体气血津液、经络脏腑产生相应变化。因此推拿的补泻必须根据小儿的具体情况，把手法的轻重、方向、快慢、刺激的性质及调理的部位相结合，才能够显效。

❋ 手法刺激的性质、量与补泻的关系

对某个脏腑来说，强刺激能抑制生理功能，弱刺激能活跃兴奋生理功能。作用时间较短的重刺激，可抑制脏器的生理功能，谓之"泻"；作用时间较长的轻刺激能活跃兴奋脏器的生理功能，谓之"补"。从这种意义上说，重刺激为"泻"，轻刺激为"补"。

❋ 手法频率、方向与补泻的关系

古人对手法频率与补泻的关系也有记载，明代医家周于蕃就认为"急摩为泻，缓摩为补"。就是说，频率缓慢的手法有补的作用，频率急疾的手法有泻的作用。

关于手法方向与补泻的关系有：顺时针旋推为补，逆时针旋推为泻；顺经推为补，逆经推为泻；向心为补，逆心为泻；推上为补，推下为泻；左转为补，右转为泻；由外向里推为补，由里向外推为泻。

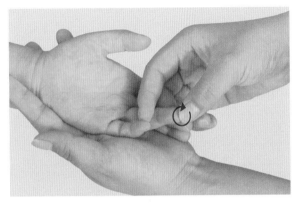

补肺经：用拇指指腹顺时针旋推孩子肺经为补，可补益肺气，预防感冒

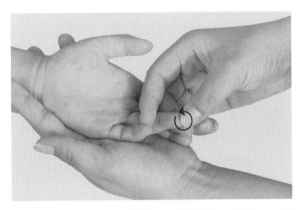

清肺经：用拇指指腹逆时针旋推孩子肺经为泻，可清肺火，调理小儿肺热咳嗽

推拿调理过程的饮食禁忌

为了更好地达到推拿效果，一些影响或减弱推拿效果的饮食也应在施术中和施术后加以控制。

✳ 芸豆

芸豆是扁豆成熟后的种子，颜色紫红，不入药。从现代科学来讲，这种扁豆种子中含有较多的植物蛋白及钙、磷、铁等多种对人体有益的营养成分，但是这种食品煮熟后，质地黏腻，不容易消化、吸收，影响脾胃消化功能，所以做推拿时不宜食用。

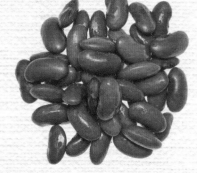

✳ 醋

醋是我们日常生活中常用的一种调味料，同时中医也把它列入药物中。按照中药对气味的归类，醋具有酸、苦、温等性能。明代李时珍所著《本草纲目》中就曾记载过前人有关食醋过多对人体不利影响的论述，如"多食损筋骨，亦损胃""多食损人肌脏"，以及"脾病毋多食酸，酸伤脾"等。接受推拿调理的孩子大多数具有脾虚失调的症状，所以醋也被列为推拿调理禁忌食品。

✳ 螃蟹

螃蟹是我们时常食用的一种美味佳肴，营养价值也较高。按照中医药物气味的归属，本品具有咸、寒的性能，因此，日常食用时常和具有辛温性能的姜汁同食，这样不仅可以调味，还可抵消本品的寒性作用。做推拿时，孩子最怕寒凉之物伤及脾胃，因此不宜吃螃蟹。

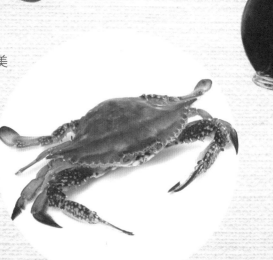

小儿推拿禁忌证

凡是影响操作者施术于小儿脊背的某些疾患，或是由于小儿患有某些严重的疾病，或是操作时由于小儿哭闹可能加重病情的某些病症，均应作为推拿禁忌证，常见的有下面几种情况：

小儿患有某些急性感染性疾病，不要做推拿调理。

小儿背部有疖肿、皮疹、外伤，或患有某些严重的皮肤病而出现背部皮肤破损的情况。

患有某些急性感染性疾病

患有某些严重的皮肤病

小儿推拿禁忌证

小儿患有某些出血性疾病，由于捏拿脊背可能会加重患儿局部或全身的出血倾向。因此，这类疾患属于禁忌证。

患有某些出血性疾病

患有严重的心脏病

小儿患有严重的心脏病，施术时由于小儿哭闹，可能加重病情，甚至出现意外情况，故视为推拿禁忌证。

患有某些先天性神经系统发育不全的疾患

小儿患有某些先天性神经系统发育不全的疾患，或因中枢神经系统感染、外伤而出现明显的损伤，表现为智力明显低下。按照中医理论，患这类疾患的孩子因先天经络发育不健全，或因后天经络严重受损，推拿调理效果不佳。

做推拿前，
要了解孩子的生理病理特点

中医理论认为小儿自出生到长成成人，处于不断的生长发育过程中，年龄越小生长发育越快。儿童不是成人的缩小版，孩子无论在形体、生理，还是在病因、病理等方面，都与成人有着明显的不同。作为小儿的父母，给孩子做推拿前，首先要了解儿童的生理、病理特点，才能够保障孩子健康成长。

孩子的
生理特点

1

脏腑娇嫩，形气未充

脏腑娇嫩。孩子出生之后，脏腑尚未发育完全，就像小禾苗一样，刚刚长出了头，非常"娇弱"，一有风吹草动，便很容易伤到脏腑。

形气未充。孩子的形体与脏腑功能不像成年人那样充实强壮。如果天气突然变化，或者吃得太多，大人可以很好地调节适应，但孩子一不注意，就会生病。

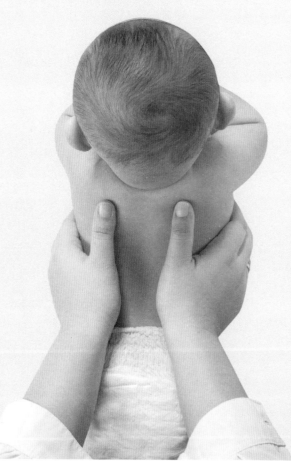

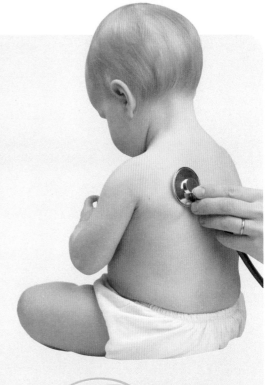

孩子的生理特点 2

生机蓬勃，发育迅速

唐代儿科专著《颅囟经》中提出，孩子是"纯阳"之体，生机蓬勃、发育迅速，就像"旭日初升""草木欣欣向荣"的样子。

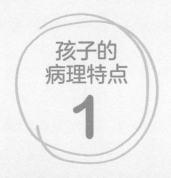

孩子的病理特点 1

发病容易，传变迅速

孩子"脏腑娇嫩，形气未充"，所以一旦生病，就容易表现出"发病容易，传变迅速"的病理特点。《温病条辨·解儿难》中说，小儿"邪气之来也，势如奔马；其传变也，急如掣电"。就是说孩子感受邪气发病，就像马奔跑起来那样快；而传变起来，又像闪电一样迅速，很容易发生变化。

孩子的病理特点 2

脏气清灵，易趋康复

孩子的身体和成人不同，成人经过社会与自然风风雨雨的多年浸染，身体里多数有了痰湿、湿热、瘀血等垃圾，这些都会影响身体脏气的清灵通达，导致生病后痊愈变慢。而孩子并没受到多种多样的"污染"，元气原本是充足的，脏气也很清灵，所以感受邪气生病后，正气就能够很好地调动起来祛除邪气，从而利于康复。

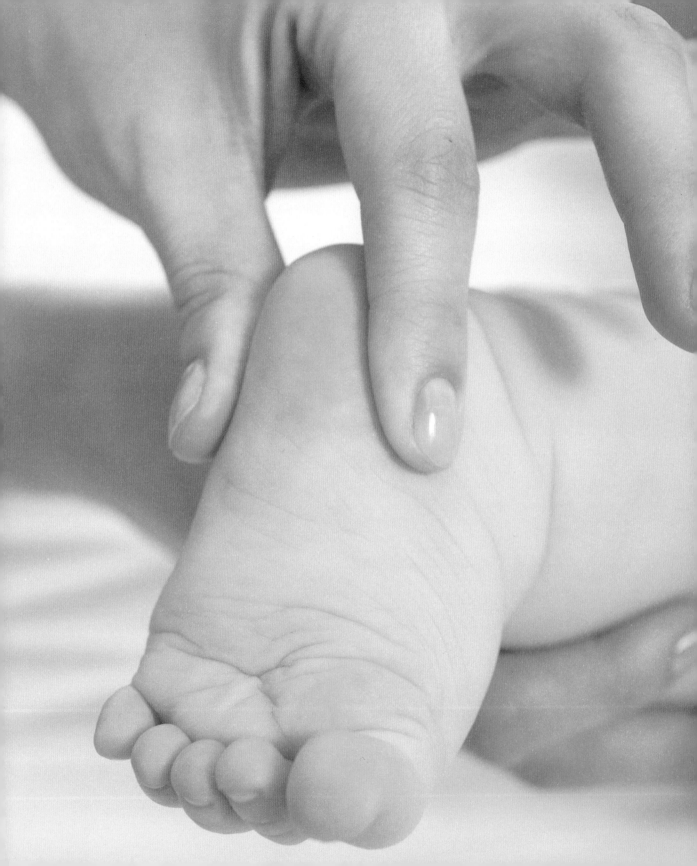

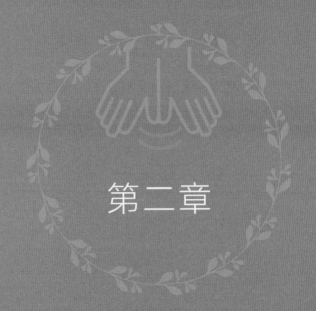

第二章

零基础父母
一看就懂的推拿手法

家长给孩子做推拿，首先要掌握正确的推拿手法。给孩子捏积，要掌握推法、捏法、捻法、放法、提法、按揉法等手法，并配合手部及其他部位常用推拿手法，如摩法、运法、捣法等。还有一些简单易操作的复式推拿手法效果也很好，爸爸妈妈也可以学习尝试。

捏积常用推拿手法

推法

操作方法： 父母用双手食指第二节和第三节的背侧紧贴着小儿捏脊部位的皮肤自下而上均匀而快速地向前推。

操作要领： 父母双手食指在向前推动的瞬间，动作不可过猛。如果动作过猛，容易出现滑脱，或划伤小儿的皮肤。

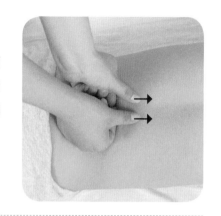

捏法

操作方法： 父母在做推法的基础上，双手拇指与食指合作，将小儿被推起部位的皮肤捏拿起来。

操作要领： 家长捏拿皮肤的面积和力量都要适中。捏拿面积过大、力量过重，会影响捏脊的速度，小儿也会感到过度的疼痛；捏拿面积过小、力量过轻，小儿的皮肤容易松脱，而且刺激不够，影响推拿效果。

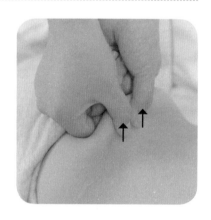

捻法

操作方法： 父母在捏拿小儿施术部位皮肤的基础上，拇指与食指合作，向前捻动小儿的皮肤，移动施术的部位，左右两手交替进行，如果手法娴熟，看上去就像海边的波涛向前滚动。

操作要领： 左右两手配合要协调，向前捻动时不要偏离脊柱正中的督脉，捻动的力量要均匀适中，中途不能停顿，也不能松脱，一鼓作气，从长强穴一直操作到大椎穴。

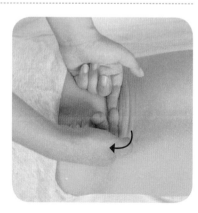

提法

操作方法： 父母从捏脊第二遍开始的任何一遍操作中，在小儿督脉两旁的某些脏腑腧穴处，用双手的拇指与食指合作，分别将脏腑腧穴处的皮肤用较重的力量在捏拿的基础上，向后上方用力牵拉一下。通过这个手法，加强对某些背部腧穴的刺激，用来调整小儿某些脏腑功能。

操作要领： 提拉的力量要因人而异。一般来讲，年龄大、体质强的小儿，力量可以稍大一点；年龄小、体质弱的小儿，力量可以轻一点。这个手法如果运用得当，在重提的过程中可发出清脆的声响。

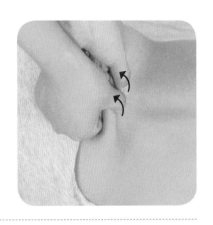

放法

操作方法： 在推、捏、捻三个手法的综合动作后，随着捏拿部位向前推进，小儿受术部位的皮肤自然恢复到原状即为放法。

操作要领： 手法操作要推、捏、捻、放一气呵成，时间掌握要得当，手法娴熟，使整个推拿过程有明显的节奏感。

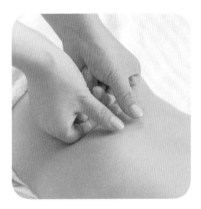

揉法和按法

操作方法： 揉法和按法是同时应用的。父母在捏拿小儿脊背结束后，用双手大拇指的指腹部在小儿腰部的背俞穴处，在揉的动作中，又适当地向下施以一定力度的按压，揉按结合，也就是揉中有按，按中有揉。

操作要领： 大拇指按压的力量不可过强，因施术面积仅有拇指腹部的大小，力量过强孩子会感到疼痛。

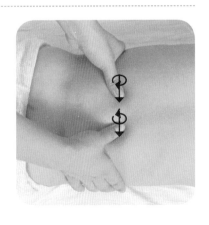

其他部位常用推拿手法

摩法

操作方法： 用手掌掌面或食、中、无名指指面附着于经络调理的部位上，做环形、有节律的摩旋即可。

操作要领： 力度较轻，古人谓"皮动肉不动"，即不带动深层组织运动。摩法常以摩囟门、摩中脘、摩关元、摩腹为代表。

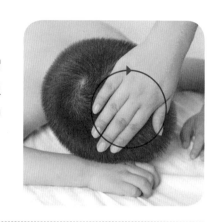

运法

操作方法： 由此往彼的弧形或环形推动。多用拇指指腹，或食、中、无名三指指腹操作。

操作要领： 运法为圆形轨迹。运法的力度比摩法重，是"皮动肉也动"的方法。用于弧形和圆形部位的操作，也是消除积滞的常规方法，如运八卦、运太阳等。

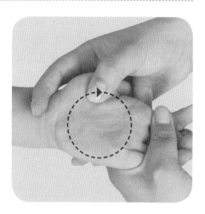

捣法

操作方法： 瞬间击打穴位的方法叫捣法。成人为叩击，小儿为指捣。可用屈曲的中指指端，或以食、中指屈曲的指间关节髁击打。

操作要领： 小儿穴区太小，应注意部位的固定和击打的准确性。用于点状穴区，特别是四肢关节处，能活络通关，如捣小天心；用于头部、额部等肌肉较少之处。

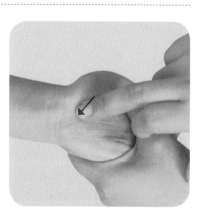

拿法

操作方法： 用拇指和食指、中指，或者用拇指和另外四指对称用力，提拿某个部位或穴位，做一紧一松的拿捏。

操作要领： 迅速拿起肌肉组织后，稍等片刻再松手复原。

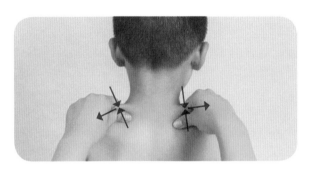

搓法

操作方法： 在夹持基础上的来回运动为搓法。其法为用双手掌夹持小儿一定部位，相对用力，快速搓揉，并做上下往返移动。

操作要领： 夹持松紧适度，双手用力均衡，揉动要快，移动要慢。适用于柱状部位，如上肢、下肢、胸廓和肋肋等。

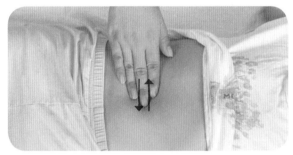

摇法

操作方法： 使小儿肢体做被动的环转运动的方法。

操作要领： 以一手托住或握住需要摇动关节的近端，另一手握住其远端，双手协调，做相反方向的环转运动；摇动的范围由小至大，频率由慢渐快。常用于肩、肘、腕、髋、膝、踝等关节。

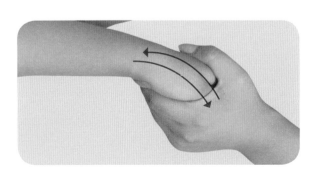

振法

操作方法： 对小儿穴位或部位施以高频率振颤的方法为振法。有掌振法和指振法。

操作要领： 以指或掌吸定于某一部位或穴位。前臂强直性收缩，静止性振颤。操作时施术者肢体表面静止或高频率来回抖动，小儿感觉局部震颤；要求施术者蓄力于掌或指，形神合一。

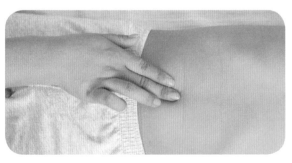

常用复式推拿手法

黄蜂入洞

手法要领： 用食中二指指腹在孩子两鼻孔下缘轻揉 20~30 次。

功效主治： 开肺窍，通鼻息，发汗解表。主治孩子感冒风寒、鼻塞不通、发热无汗。

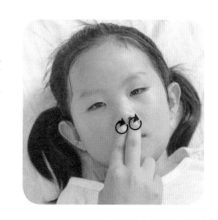

二龙戏珠

手法要领： 家长左手持孩子手臂，使其前臂伸直、掌心朝上，以右手拇食二指自孩子总筋（腕横纹又称大横纹，其中点即为总筋）起，相互交替向上点按至曲池（手肘弯曲有横纹的凹陷处），并按揉曲池，此为一次，共操作 20~30 次。

功效主治： 镇惊，调和气血。主治孩子惊风、夜卧不安等病症。

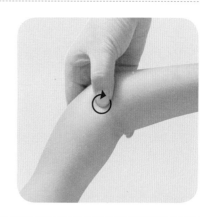

水底捞明月

手法要领： 掌心向上，用拇指端蘸水，由孩子小指根经掌小横纹、小天心推运至内劳宫，边推运边吹凉气，30~50 次。

功效主治： 清热凉血，清心除烦。主治孩子发热、烦躁等。

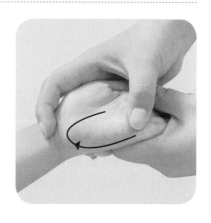

打马过天河

手法要领： 运内劳宫 30 ~ 50 次后，用右手食中二指指腹蘸凉水，由孩子总筋起弹打至曲池，边弹打边吹凉气，称打马过天河，又称打马过河，操作10 ~ 20 遍。

功效主治： 退热，活络，通利关节。主治孩子恶寒发热、手臂麻木、肘腕关节活动不利等。

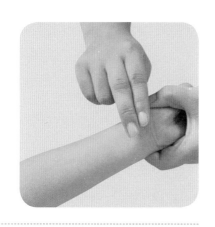

飞经走气

手法要领： 用右手拿住孩子手指，左手指从曲池弹击至总筋，反复几遍，右手屈伸摆动孩子四指数次。

功效主治： 本法性温和，可行气活血、清肺化痰。主治孩子肺炎引起的痰鸣、气逆等。

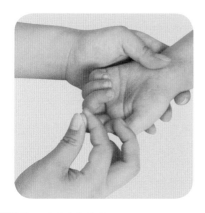

苍龙摆尾

手法要领： 右手托孩子肘处，左手拿住孩子除拇指外的四指，双手配合，左右摆动，如龙摆尾之状，操作 20 ~ 30 次。

功效主治： 开闭结，通二便。主治孩子便秘、胸闷、尿少等。

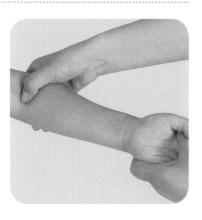

猿猴摘果

手法要领： 用两手拇食二指夹持孩子两耳尖向上提拉 20~30 次，然后再夹持两耳垂向下牵拉 20~30 次。

功效主治： 本法性温和，可以化寒痰、健脾胃。主治孩子寒痰、食积、发热恶寒等。

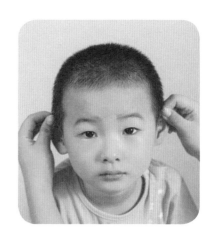

单凤展翅

手法要领： 用左手拇食二指按捏孩子内、外劳宫处，右手先掐中指端，然后拿中指摇动，操作 10~20 次。

功效主治： 调和气血，温经补虚。主治孩子虚烦发热、寒痰咳嗽。

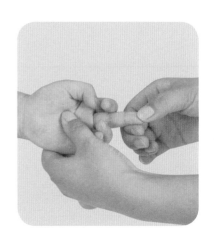

双凤展翅

手法要领： 用双手食中二指固定孩子腕部，同时以两拇指分别掐揉孩子精宁、威灵二穴，同时令孩子腕关节上下摆动如凤凰展翅状，操作 30~40 次。

功效主治： 本法可温肺经、祛风寒、止咳嗽。主治孩子风寒咳嗽。

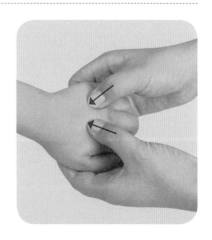

赤凤摇头

手法要领： 用左手托孩子左肘部，右手拇指及食、中二指捏住孩子的食指，上下摇动（肘关节做屈、伸动作），如赤凤点头状。操作20～30次。

功效主治： 补血宁心，消胀定喘。主治小儿疳积，腹胀，咳喘胸闷等。

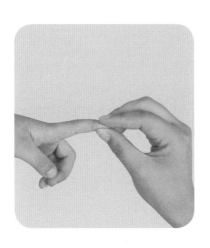

运水入土

手法要领： 左手拿住孩子四指，掌心向上，右手拇指端由孩子小指根推运起，经过掌小横纹、小天心到拇指根处，单向运动100～200次。

功效主治： 健肾利尿，止泻通便。主治孩子脾虚体弱、泄泻、小便不利等病症。

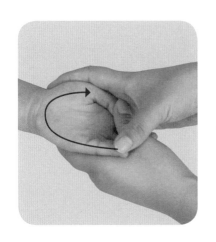

运土入水

手法要领： 左手拿住孩子四指，掌心向上，右手拇指外侧缘从孩子拇指根推运起，经过小天心、掌小横纹到小指根处，单向运动100～200次。

功效主治： 利尿，清湿热，滋补肾水。主治孩子小便频数、下腹胀痛、吐泻等病症。

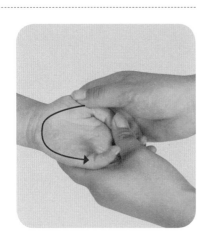

揉耳摇头

手法要领： 双手拇食二指指腹分别相对用力捻揉孩子两耳垂30~40次后，再捧其头部左右摇晃10~20次。

功效主治： 安神定惊，调和气血。主治孩子惊风、夜啼、脘腹胀满、大便秘结等。

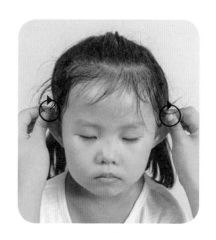

按弦走搓摩

手法要领： 两手五指并拢，从上而下自孩子两胁来回搓摩至肚角处，手掌要贴紧皮肤如按弦状。操作50~100次。

功效主治： 理气化痰，消积散结。主治孩子痰多咳嗽、胸闷憋气、积食、腹胀、腹痛等。

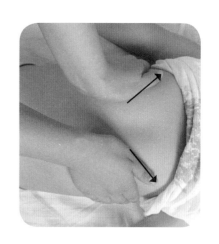

揉脐并擦七节骨

手法要领： 孩子仰卧，父母揉脐2~3分钟；然后，让孩子俯卧，父母以拇指指腹或食、中、无名三指指腹自第4腰椎推至尾骨端为泻，反之自尾骨端推向腰椎为补，推50~100次。

功效主治： 通大便，止泻痢。便秘用泻法；虚证腹泻用补法。

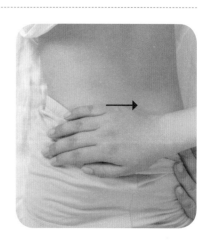

天门入虎口

手法要领： 父母以左手拇、食二指拿孩子拇指，右手食、中二指夹住孩子食、中、无名、小四指根部，使手指朝上，手掌向外，父母以右手拇指桡侧面推孩子拇指，从尖沿尺侧赤白肉际直至虎口，如此 15 ~ 30 次，再揉板门穴 30 ~ 50 次。

功效主治： 温经散寒，止吐泻。主治小儿脾虚腹泻，呕吐，积食等。

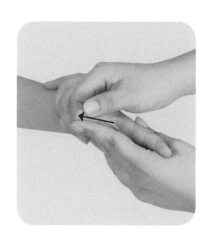

开璇玑

手法要领： 自孩子璇玑穴开始，沿胸肋间自上而下向两旁分推，再从鸠尾处向下直推至脐，然后摩脐，最后从脐向下直推小腹，操作 50 ~ 100 次。

功效主治： 消食和胃，开胸导痰，清热镇惊。主治孩子气急、吐泻、惊风等。

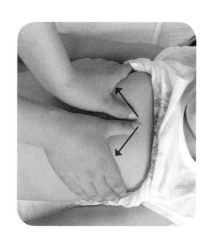

总收法

手法要领： 调治结束前，用两手拇指或食指点按孩子肩井，后以拇指与食指相对，拿起肩部大筋。点按十余次，拿 20 ~ 30 次。动作连贯协调，用力均匀、和缓。

功效主治： 调和气血、疏通气机，常作为收功手法。

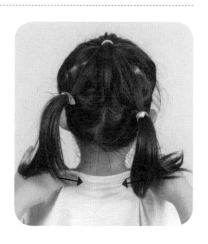

给孩子推拿，
别用大人手法

小儿推拿能够提高孩子的免疫力和抵抗力，可以帮助其预防疾病。不过需要注意的是，大人的推拿手法和小孩的推拿手法还是有一定区别的。

大人做推拿，
需要一定的力度才有好效果

大人做推拿，需要一定的力度才会有好效果，其手法大多是以捏、压、按、推、搓、拿、揉等为主。关节部位还要用到扳法、摇法和拉伸法。为何大人推拿要用一定力度呢？因为大人的皮肤、肌肉、脏腑已经成熟，相对比较厚实、强壮，所以用力才会有作用。

而孩子的皮肤及经络发育还不健全，脏腑还娇嫩，全身都很娇弱，不小心或推拿手法不对很容易使孩子受伤。

给小儿做推拿，动作要轻柔

给孩子做推拿，动作要轻柔，并且适当放慢，一般以揉、捏、推、搓为主。一般手法以大拇指朝内，其余四指朝外，手掌分开成八字形，沿着直线慢慢下推。推拿顺序可以由肩颈部从上往下走，也可从尾椎开始从下往上走至肩颈部，尽量使用揉、捏法。遇到点状穴用指揉法，可用指腹来揉；遇到线状穴、面状穴要用掌心和掌根来揉。

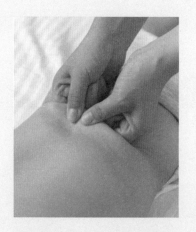

温馨提示：给孩子做推拿的手法要比大人复杂，主要是控制好力度，避免大人的手搓伤孩子娇嫩的皮肤。冬天给孩子推拿腹部时，最好先将双手搓热。

第三章

孩子腰背部的特效穴位

捏积法主要沿人体背部正中的督脉及督脉两侧旁开1.5寸的足太阳膀胱经操作。督脉和膀胱经有着许多重要的腧穴，在进行捏积时是沿着督脉和足太阳膀胱经的循行进行操作的，同时也刺激了这些腧穴，起到了协调脏腑、气血的作用，促进小儿生长和发育。

督脉上的主要穴位

大椎：清热解表

定位： 人体后正中线上，第七颈椎棘突下凹陷中。

主治功效： 清热，解表。主治热病及恶寒发热、咳嗽、气喘等外感疾病，小儿惊风等神志病症，以及项背痛，风疹，痤疮等。

陶道：解表清热

定位： 人体后正中线上，第一胸椎棘突下凹陷中。

主治功效： 清热，解表，安神。主治热病，咳嗽、气喘等外感疾病。

身柱：宣肺清热

定位： 后正中线上，第三胸椎棘突下凹陷中，约与两侧肩胛冈高点相平。

主治功效： 清热宣肺，安神镇惊。主治身热、头痛、咳嗽、气喘等外感疾病，惊厥等神志病症，腰脊痛。

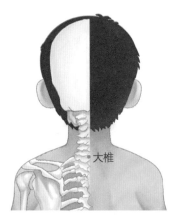

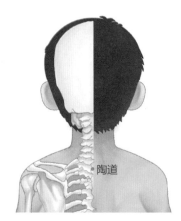

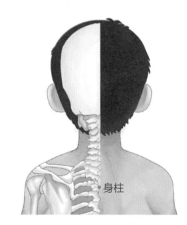

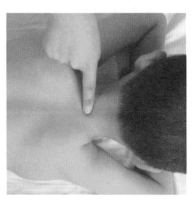

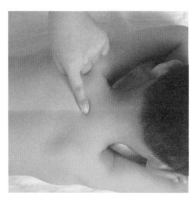

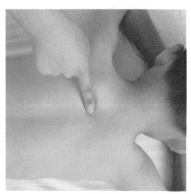

灵台：清热止咳

定位： 后正中线上，在第六胸椎棘突下凹陷中。

主治功效： 清热化湿，止咳定喘。主治咳嗽、气喘。

至阳：宽胸利膈

定位： 后正中线上，第七胸椎棘突下凹陷中，约平肩胛骨下缘连线。

主治功效： 开胃止酸，宽胸顺气。主治胸胁胀满等肝胆病症，以及咳嗽，气喘，腰背疼痛。

中枢：健脾利湿

定位： 后正中线上，第十胸椎棘突下凹陷中。

主治功效： 健脾利湿，清热止痛。主治呕吐、腹满、胃痛、食欲缺乏等脾胃病症。

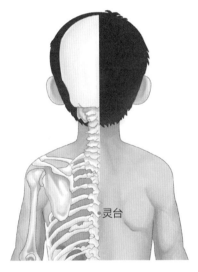

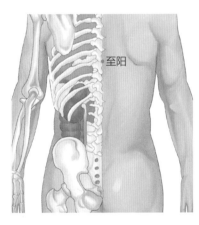

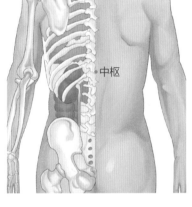

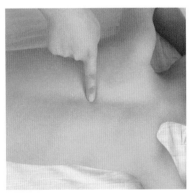

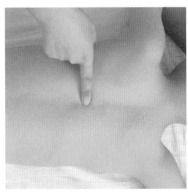

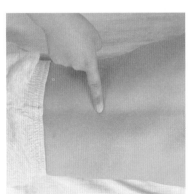

脊中：健脾宁神

定位： 后正中线上，第十一胸椎棘突下凹陷中。

主治功效： 健脾利湿，宁神镇静。主治小儿疳积、腹泻、脱肛等。

悬枢：健脾止泻

定位： 后正中线上，在第一腰椎棘突下凹陷中。

主治功效： 健脾助阳，通调肠气。主治泄泻、完谷不化、胀气。

命门：补肾壮阳

定位： 后正中线上，第二腰椎棘突下凹陷中。

主治功效： 温阳益肾。主治肾阳不足引起的肢冷、尿频等病症。

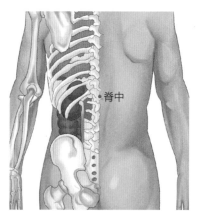

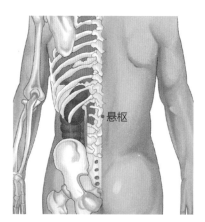

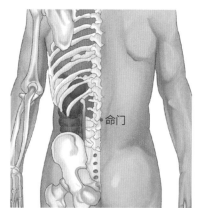

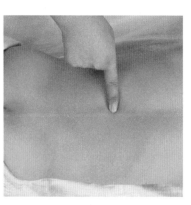

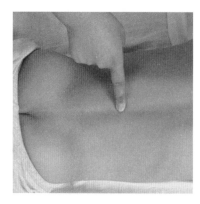

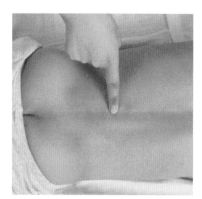

腰阳关：祛寒除湿

定位： 后正中线上，在第四腰椎棘突下凹陷中。

主治功效： 祛寒除湿，舒筋活络。主治腰骶痛，下肢筋挛。

腰俞：清热除湿

定位： 后正中线上，正当骶管裂孔处。

主治功效： 清热除湿。主治腹泻、便秘等肠腑疾病。

长强：通便止泻

定位： 尾椎骨末端（与肛门连接的中间点）。

主治功效： 宁神镇痉，通便。主治腹泻、便秘、痢疾、脱肛等。

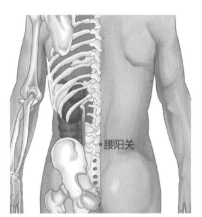

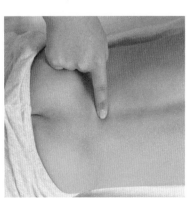

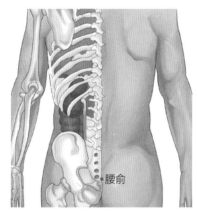

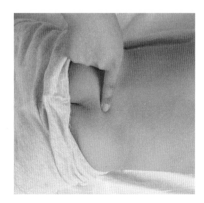

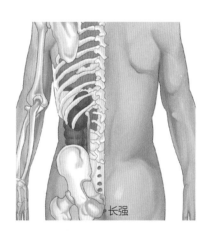

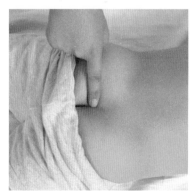

足太阳膀胱经主要穴位

大杼：清热宣肺

定位： 第一胸椎棘突下，脊柱正中线旁开 1.5 寸处。

主治功效： 清热解表，宣肺止咳。主治发热咳嗽、头痛鼻塞、声音嘶哑。

风门：宣肺解表

定位： 第二胸椎棘突下，脊柱正中线旁开 1.5 寸处。

主治功效： 解表宣肺，护卫固表。主治伤风咳嗽、鼻塞多涕。

肺俞：肃肺降气

定位： 第三胸椎棘突下，脊柱正中线旁开 1.5 寸处。

主治功效： 解表宣肺，肃降肺气。主治咳嗽气喘、盗汗。

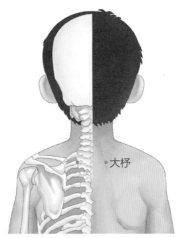

大杼

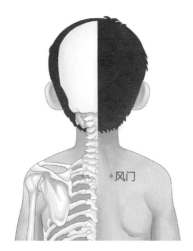

风门

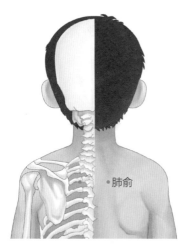

肺俞

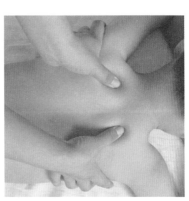

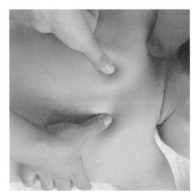

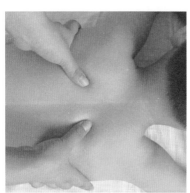

厥阴俞：宽胸，理气

定位： 第四胸椎棘突下，脊柱正中线旁开1.5寸处。

主治功效： 宽胸降气。主治咳嗽、呕吐、胸闷。

心俞：理气安神

定位： 第五胸椎棘突下，脊柱正中线旁开1.5寸处。

主治功效： 安神降气。主治咳嗽、心烦、惊悸。

督俞：宽胸理气

定位： 第六胸椎棘突下，脊柱正中线旁开1.5寸处。

主治功效： 宽胸止痛，理气消胀。主治腹胀、心痛、腹痛、肠鸣。

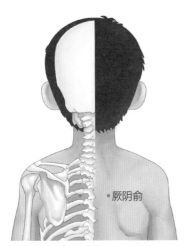

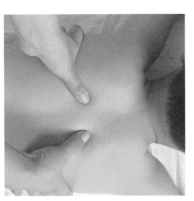

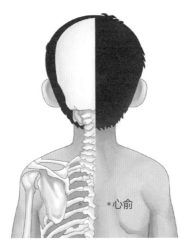

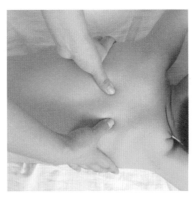

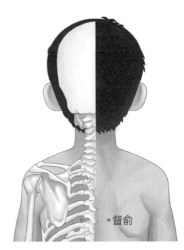

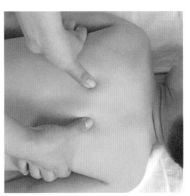

膈俞：宽胸消胀

定位：第七胸椎棘突下，脊柱正中线旁开1.5寸处。

主治功效：宽胸降逆。主治胃脘胀痛、呕吐呃逆。

肝俞：疏肝明目

定位：第九胸椎棘突下，脊柱正中线旁开1.5寸处。

主治功效：疏肝利胆，安神明目。主治多怒、目赤眼疾及肝胆疾患。

脾俞：健脾止泻

定位：第十一胸椎棘突下，脊柱正中线旁开1.5寸处。

主治功效：健脾利湿，升清止泻。主治腹胀、呕吐、泄泻。

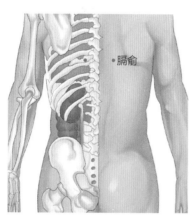

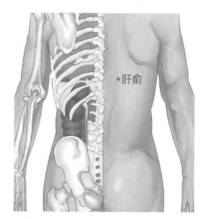

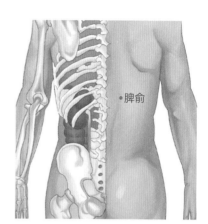

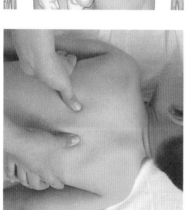

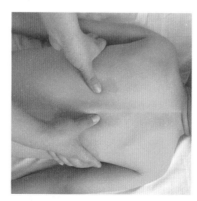

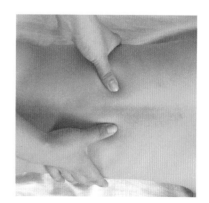

胃俞：和胃降逆

定位： 第十二胸椎棘突下，脊柱正中线旁开1.5寸处。

主治功效： 健脾和胃，理中降逆。主治胃脘胀痛、呕吐食积。

三焦俞：健脾利水

定位： 第一腰椎棘突下，脊柱正中线旁开1.5寸处。

主治功效： 调理三焦，健脾利水。主治腹胀腹鸣、呕吐腹泻、小便不利。

肾俞：益肾助阳

定位： 第二腰椎棘突下，脊柱正中线旁开1.5寸处。

主治功效： 益肾助阳，纳气利水。主治尿频、遗尿、久喘、久泻。

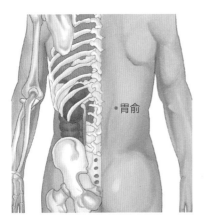
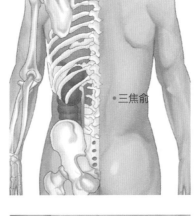
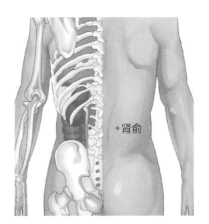

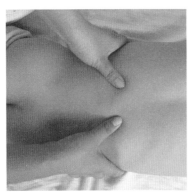
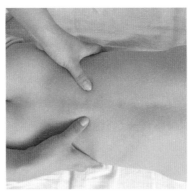
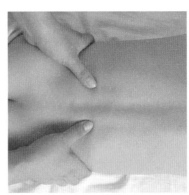

大肠俞：调理肠腑

定位： 第四腰椎棘突下，脊柱正中线旁开1.5寸处。

主治功效： 通降肠腑，理气止痛。主治腹胀、腹痛、腹泻、便秘。

小肠俞：通调二便

定位： 脊柱正中线旁开1.5寸处，平第一骶后孔。

主治功效： 通调二便，升举津液。主治遗尿、泄泻。

膀胱俞：清热利湿

定位： 脊柱正中线旁开1.5寸处，平第二骶后孔。

主治功效： 清热利湿。主治遗尿、泄泻、便秘。

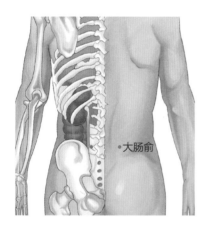

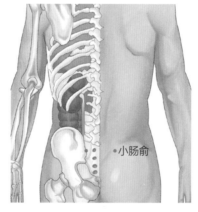

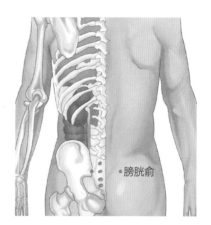

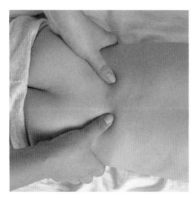

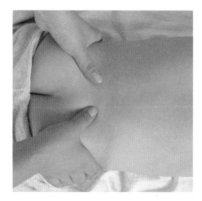

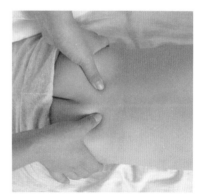

腰背部其他穴位

七节骨：泻火通便

定位：第四腰椎至尾骨端（长强）成一直线。

操作方法：操作者以拇指自下而上推称为上推七节骨，以拇指自上而下推称为推下七节骨。推50~100次。

主治功效：泻火通便，温阳止泻。推上七节骨可止泻，推下七节骨可通便。主治孩子腹泻、便秘、痢疾等。

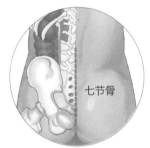

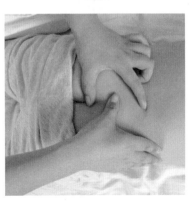

龟尾：可通便可止泻

定位：尾椎骨末端。

操作方法：用食指或中指指端揉30次。

主治功效：龟尾性平和，能止泻，也能通便。主治孩子腹泻、便秘等病症。

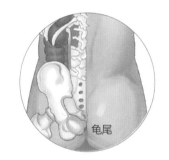

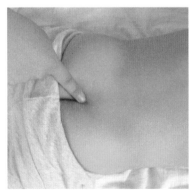

脊：强身健体

定位：后背正中，整个脊柱，从大椎至长强成一直线。

操作方法：冯氏捏积疗法的部位。可使用推法、捏法、提法、揉法等各种手法。

主治功效：常用的保健穴位，可以健脾助运，益智强体。主治小儿厌食、食积、脾胃不和、疳积、便秘、反复感冒、咳喘、遗尿等。

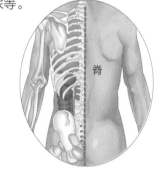

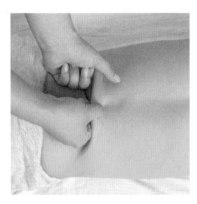

孩子身体
各部位正确操作法

头面部顺序：从中间向两侧

✱ **上部操作关键**

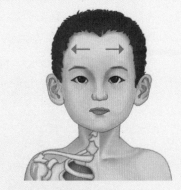

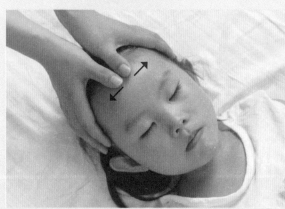

以额头为中心，轻柔向外平推

✱ **下部操作关键**

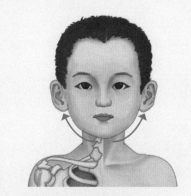

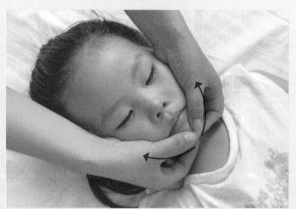

以下巴处为中心，沿着脸的轮廓往外推压，至耳垂处停止

胸腹部顺序：左右交替

✳ **操作关键**

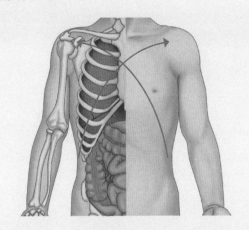
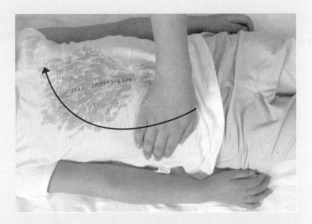

从肋缘起，先是右手向上滑向小儿左肩，再换左手上滑到小儿右肩

上肢顺序：自上而下

✳ **操作关键**

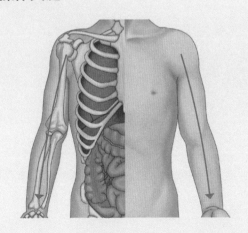
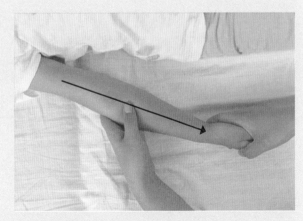

从小儿上臂到手腕

下肢顺序：自上而下

❋ 腿部操作关键

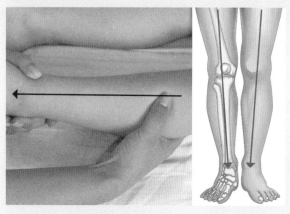

从大腿处一直捏压至脚踝

❋ 足部操作关键

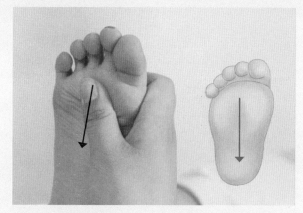

从脚尖抚摸到脚跟

腰背顺序：从中间向两侧，自下而上

❋ 操作关键

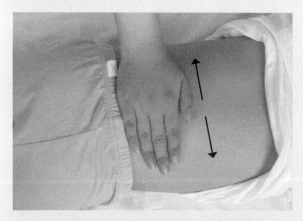

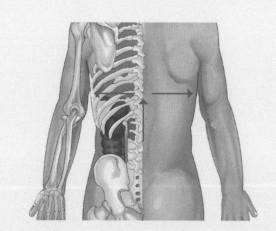

由中央向两侧轻轻抚摸。捏脊时从尾椎向上进行

第四章

捏捏小手、摸摸足、揉揉肚子，孩子体格更健壮

除推拿督脉和膀胱经上的特效穴外，孩子的手、足、胸腹、头面颈项部位也有一些特效穴，这些穴位配合捏积一起操作，对孩子健体强身效果更好。

上肢主要穴位

脾经：健脾，助消化

定位：拇指末节螺纹面。

操作方法：顺时针旋推为补脾经，逆时针旋推为清脾经。补脾经和清脾经统称推脾经。

主治功效：健脾消滞。主治厌食、泄泻、积滞、疳积、神疲乏力等。

肝经：清热镇惊

定位：食指末节螺纹面。

操作方法：逆时针旋推为清肝经。

主治功效：平肝清热，疏肝镇惊。主治烦躁、惊风、夜啼等。

心经：清心益气

定位：中指末节螺纹面。

操作方法：逆时针旋推为清心经。

主治功效：清心益气。主治热扰心经引起的烦躁、夜啼、小便短赤，以及心气不足导致的心神不宁等。

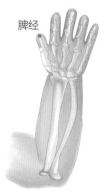

脾经

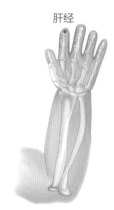

肝经

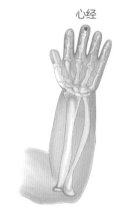

心经

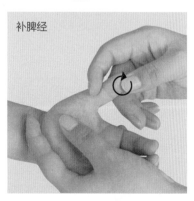

补脾经

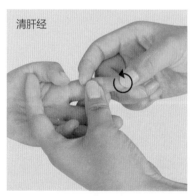

清肝经

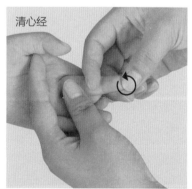

清心经

肺经：补肺固表

定位： 无名指末节螺纹面。

操作方法： 顺时针旋推为补肺经；逆时针旋推为清肺经。补肺经和清肺经统称推肺经。

主治功效： 清肺止咳，补肺固表。主治感冒、咳嗽、哮喘、鼻塞流涕、咽喉不利，肺气虚引起的久咳久喘、哮喘缓解期、反复感冒等。

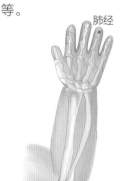

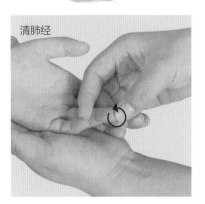

清肺经

肾经：补肾健体

定位： 小指末节螺纹面。

操作方法： 顺时针旋推为补肾经。

主治功效： 补肾固本。主治肾虚引起的遗尿、泄泻等。

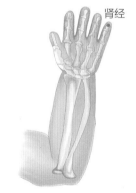

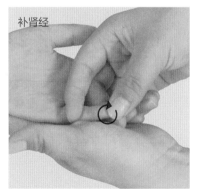

补肾经

胃经：清胃消导

定位： 大鱼际外侧，赤白肉际之间。

操作方法： 从掌根方向向拇指指根方向直推为清胃经，旋推为补胃经。清胃经和补胃经统称推胃经。

主治功效： 清胃热，降逆消导。主治胃热引起的口臭、口疮、呕吐、便秘、腹胀等。

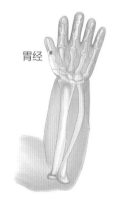

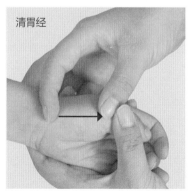

清胃经

大肠经：调理肠胃

定位： 食指桡侧缘，自食指尖至虎口成一直线。

操作方法： 由虎口推向指尖为清大肠，由指尖推向虎口为补大肠。补大肠和清大肠统称推大肠。

主治功效： 强健肠胃。主治脾胃不和引起的便秘、厌食等。

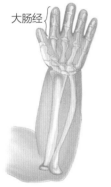

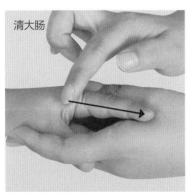

清大肠

小肠经：利尿通淋

定位： 小指尺侧缘，自指尖到指根成一直线。

操作方法： 从指尖直推向指根为补小肠；反之为清小肠。补小肠和清小肠统称推小肠。

主治功效： 清小肠能清下焦湿热，利尿通淋；补小肠能温阳散寒。主治孩子小便赤涩、遗尿等。

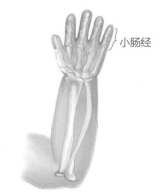

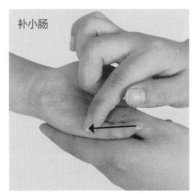

补小肠

四横纹：消食化积

定位： 双手掌面食指、中指、无名指、小指第一指间关节横纹处。

操作方法： 用拇指的螺纹面从孩子食指横纹处向小指横纹处直推，称推四横纹；拇指指甲掐揉，称掐四横纹。

主治功效： 健脾消食。主治食积、脘腹胀、厌食、疳积等。

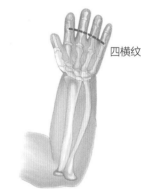

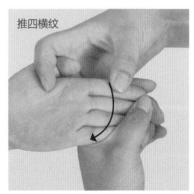

推四横纹

小横纹：止咳化痰

定位： 掌面食、中、无名、小指掌指关节横纹处。

操作方法： 以拇指指甲掐，称掐小横纹；用拇指侧推，称推小横纹。

主治功效： 小横纹为化痰要穴，主治咳喘、痰鸣、胸闷气促等。

肾顶：补肾固本

定位： 小指顶端。

操作方法： 可用拇指掐，也可用拇指旋推。

主治功效： 补肾固元。主治肾虚骨弱，自汗盗汗。

内劳宫：清热除烦

定位： 掌心正中，屈指时中指尖下取穴。

操作方法： 可揉，可运，可掐。以中指指腹在掌心操作为运法。

主治功效： 除烦清热。主治孩子发热、烦渴、口疮、齿龈糜烂、虚烦内热等。

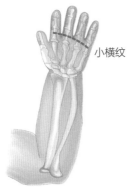

小横纹

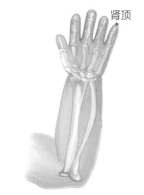

肾顶

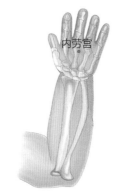

内劳宫

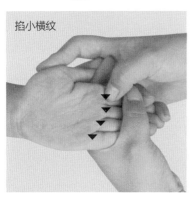

掐小横纹

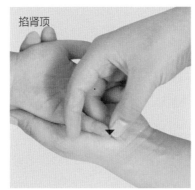

掐肾顶

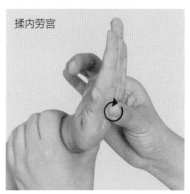

揉内劳宫

总筋：清心安神，镇惊

定位： 在掌后腕横纹中点，正对中指处，相当于大陵穴。

操作方法： 用拇指指甲掐，称为掐总筋。

主治功效： 镇惊止痉，通调气机。主治孩子口舌生疮、惊风、夜啼、小便赤涩等。

精宁：消积化痰

定位： 手背面，小指掌指关节后，第四、第五掌骨间的凹陷中。

操作方法： 用拇指指甲掐，称为掐精宁。

主治功效： 掐精宁能行气，破结，化痰。主治痰喘气吼，痰食积聚，干呕等病症。

端正：降逆升阳

定位： 掌背中指甲根两侧赤白肉际处，桡侧左端正，尺侧右端正。

操作方法： 用拇指指腹揉左右端正，称为揉端正。

主治功效： 左端正降逆止呕，右端正升阳举陷。主治呕吐、腹泻、痢疾等。

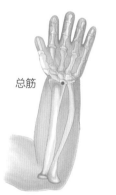

总筋

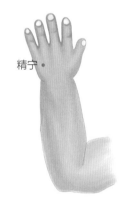

精宁

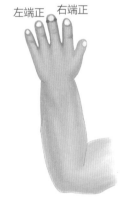

左端正　右端正

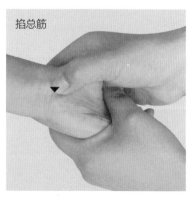

掐总筋

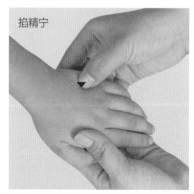

掐精宁

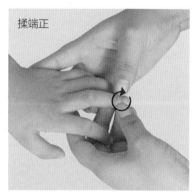

揉端正

二扇门：清热退火

定位： 掌背，中指背两侧的凹陷中。食、中指交界处为一扇门，中指与无名指交界处为二扇门。

操作方法： 以两拇指指端或一手食、中二指指端置于孩子该穴处揉之。

主治功效： 发汗解表，退热平喘。主治孩子身热无汗。

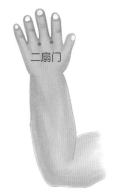

二扇门

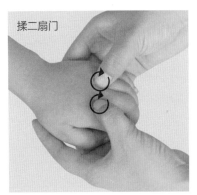

揉二扇门

手阴阳：调理阴阳

定位： 手腕部大横纹，其中点为总筋穴，横纹两端桡侧为阳池穴，尺侧为阴池穴，合称手阴阳。

操作方法： 用双手拇指自总筋穴分推至阴池穴、阳池穴。

主治功效： 平衡阴阳，调理气血。主治实热引起的烦躁、口疮、夜啼、惊风等。

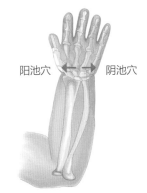

阳池穴 ← → 阴池穴

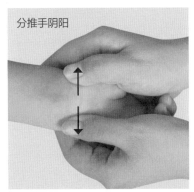

分推手阴阳

内八卦：宽胸理气

定位： 即手掌面，以掌心为中心，从中心至中指指根距离的2/3为半径所作的圆周。

操作方法： 常用运法。用拇指螺纹面自孩子手掌小鱼际处启运，沿顺时针方向经大鱼际至起始处，为顺运内八卦。反之为逆运内八卦。

主治功效： 调理气机，宽胸降气。主治胸闷、咳嗽、气喘、呕吐、厌食等。

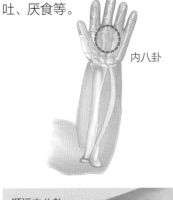

内八卦

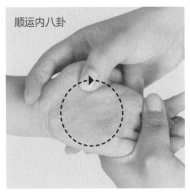

顺运内八卦

外八卦：通全身气血

定位： 手背面，与内八卦相对。

操作方法： 一般用运法、掐法等。以拇指顺时针方向作掐运，称运外八卦。以拇指指甲按，称掐外八卦。

主治功效： 通一身之气血，开五脏六腑之闭结。主治胸闷、气急、腹胀、大便秘结等。

板门：消导化滞

定位： 手掌大鱼际平面。

操作方法： 以指端揉，称揉板门或运板门。

主治功效： 消食化积。主治食积、食滞、厌食、腹胀、腹痛等。

小天心：疏风清热

定位： 大小鱼际交界之凹陷处。

操作方法： 用拇指螺纹面揉按小天心。也可用捣法，称为捣小天心。

主治功效： 疏风清热通络，主治小便不利、夜啼等。

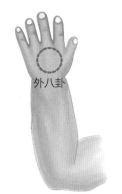

外八卦

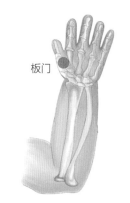

板门

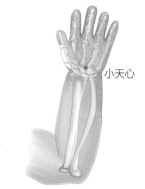

小天心

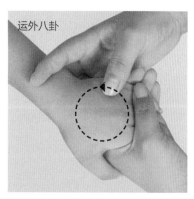

运外八卦

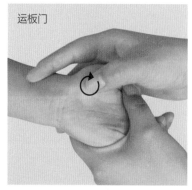

运板门

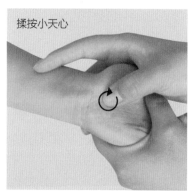

揉按小天心

外劳宫：提升阳气

定位： 手背第二、第三掌骨间凹陷处，与内劳宫相对应。

操作方法： 以拇指、食指相对揉按孩子外劳宫。

主治功效： 温阳，升提阳气。主治泄泻、遗尿、汗出。

三关：补益气血

定位： 前臂桡侧，腕横纹至肘横纹处。

操作方法： 食指、中指并拢，自孩子腕横纹推至肘横纹。称为推三关。

主治功效： 温补气血。主治虚寒证、厌食、自汗。具有保健作用。

六腑：清火泄热

定位： 前臂尺侧，从腕横纹至肘横纹的直连线。

操作方法： 从孩子肘横纹推至腕横纹，称为退六腑。

主治功效： 通腑泄热。主治实热引起的食积、口臭、口疮、咽喉肿痛、便秘等。

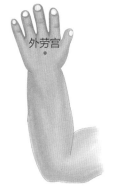

外劳宫

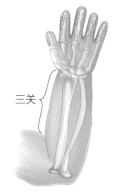

三关

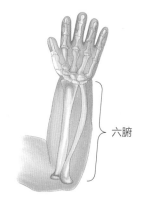

六腑

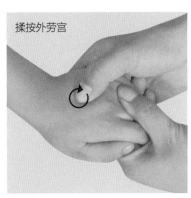

揉按外劳宫

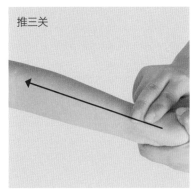

推三关

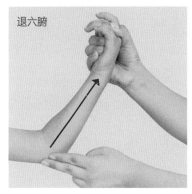

退六腑

列缺：止咳化痰

定位： 桡骨茎突外侧。两虎口交叉，食指指端下取穴。

操作方法： 用拇指在孩子列缺穴上按揉，称为揉列缺。

主治功效： 宣肺解表，通经活络。主治感冒无汗、头痛头晕、目赤肿痛、牙痛、咽喉肿痛、咳嗽痰多等。

内关：安神，止呕

定位： 仰掌，腕横纹上2寸，当掌长肌腱与桡侧腕屈肌腱之间取穴。

操作方法： 用拇指在孩子内关穴上按揉，称揉内关。

主治功效： 宁心安神，降逆止呕。主治胃痛、呕吐、睡眠不安等。

曲池：清热泄火

定位： 屈肘成直角，肘横纹外侧端与肱骨外上髁连线的中点。

操作方法： 用拇指按揉孩子曲池穴。

主治功效： 清热泄火。主治肩、肘关节疼痛，上肢瘫痪、麻木、僵硬，亦可用于治疗发热无汗、口渴烦躁、咽喉肿痛等。

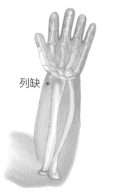

列缺

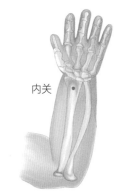

内关

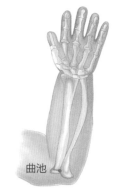

曲池

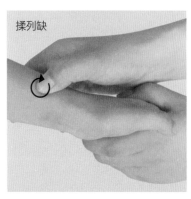

揉列缺

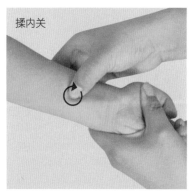

揉内关

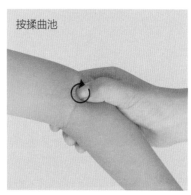

按揉曲池

天河水：清热除烦

定位： 前臂正中，总筋至曲泽（腕横纹至肘横纹）成一直线。

操作方法： 用食中二指指腹自腕向肘推，叫清天河水。

主治功效： 清热解表，泻火除烦。主治孩子外感发热、内热、烦躁、口渴、惊风等热性病症。

一窝风：行气通络

定位： 手背腕横纹正中凹陷处。

操作方法： 用拇指端按揉，称揉一窝风。

主治功效： 行气通络，温中止痛。主治孩子腹痛、关节疼痛、伤风感冒等。

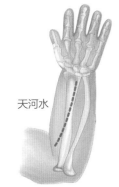

天河水

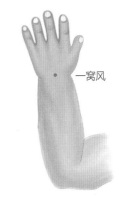

一窝风

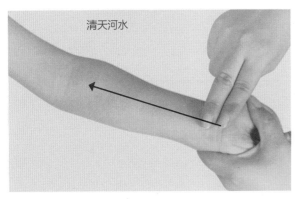

清天河水

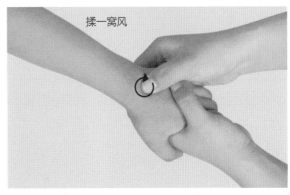

揉一窝风

下肢主要穴位

足三里：健脾补气

定位： 外膝眼下 3 寸，胫骨旁开 1 寸处。

操作方法： 用拇指指端按揉，称按揉足三里。

主治功效： 补脾益气。主治脾胃虚弱引起的反复感冒、厌食、疳积等，是常用的保健穴位。

三阴交：调理脾肾

定位： 小腿内侧，内踝尖上 3 寸，胫骨内侧缘后际。

操作方法： 用拇指或食指指端按揉，称按揉三阴交。

主治功效： 健脾益肾。主治遗尿、尿频、惊风、消化不良等。

涌泉：强壮筋骨

定位： 足心，第二、第三趾的趾缝纹头端与足跟连线的前 1/3 和后 2/3 交点处，屈趾时足心的凹陷处。

操作方法： 用拇指按揉或推涌泉穴。

主治功效： 增精益髓，强筋壮骨。主治孩子发热、烦热、呕吐、腹泻等病症。

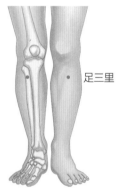

足三里

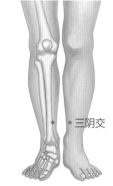

三阴交

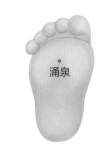

涌泉

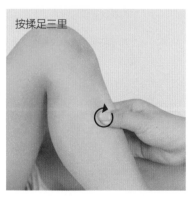

按揉足三里

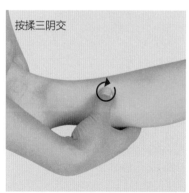

按揉三阴交

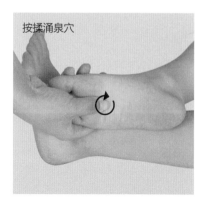

按揉涌泉穴

头面颈项部主要穴位

太阳：调和阴阳

定位： 外眼角与眉梢连线的中点后方的凹陷处。

操作方法： 以两拇指或中指指腹在太阳穴揉动，称运太阳。

主治功效： 醒脑开窍，安神止痛。主治发热、头痛、头晕。

坎宫：呵护脏腑

定位： 自眉头至眉梢成一横线处。

操作方法： 两拇指同时自眉心向眉梢处分推，称推坎宫。

主治功效： 调节脏腑阴阳，醒脑明目。主治外感、鼻塞、头痛等。

百会：醒脑益智

定位： 头顶正中线与两耳尖连线的交汇处。

操作方法： 拇指按或揉，称按百会或揉百会。

主治功效： 安神镇惊，健脑益智，通调阴阳。主治夜啼、惊风、心烦不安等。

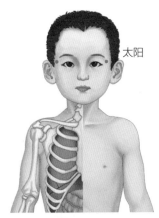

太阳

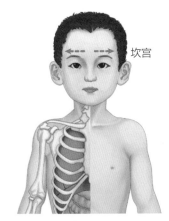

坎宫

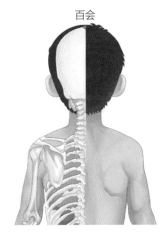

百会

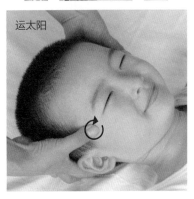

运太阳

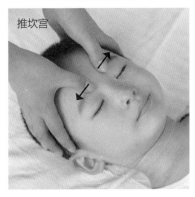

推坎宫

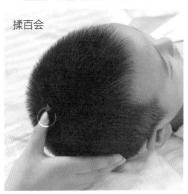

揉百会

风池：祛风解毒

定位： 枕外隆突下，胸锁乳突肌与斜方肌之间的凹陷中，左右各一穴。

操作方法： 用拿法，称拿风池。

主治功效： 平肝息风，祛风散毒。主治外感风热、咽喉疼痛等。

肩井：疏通气血

定位： 腧穴学中的肩井穴位于大椎与肩峰连线的中点处，小儿推拿中还指肩部大筋（斜方肌）。

操作方法： 用拇指与食中二指对称用力提拿肩井，称拿肩井；用指端按肩井，称按肩井。

主治功效： 疏通气血，发汗解表。主治孩子感冒、惊厥、上肢不能自如抬起等。

天柱骨：祛风散寒

定位： 颈后发际正中至大椎穴成一直线。

操作方法： 拇指自上而下直推天柱骨，称推天柱骨。

主治功效： 祛风散寒，降逆止呕，镇惊利咽。主治发热、颈痛、咽痛等。

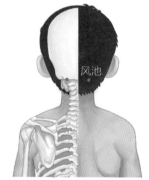

风池

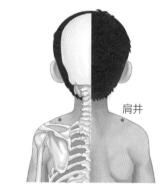

肩井

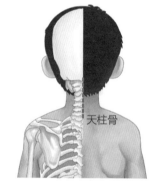

天柱骨

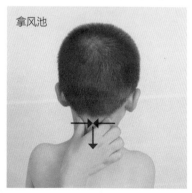

拿风池

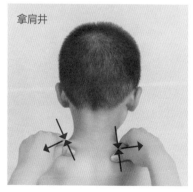

拿肩井

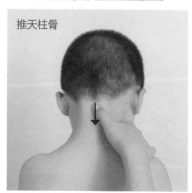

推天柱骨

胸腹部主要穴位

中脘：健脾消滞

定位： 位于肚脐上4寸，胸骨下端剑突至肚脐连线的中点处。

操作方法： 用指端或掌根按揉称揉中脘；用掌心或四指摩称摩中脘。

主治功效： 健脾和胃，消食导滞。主治食积、脘腹胀痛、泄泻、便秘等。

天枢：理气宽肠

定位： 位于肚脐旁开2寸处，左右各一。

操作方法： 双手拇指同时揉或按两侧天枢，称揉天枢或按天枢。

主治功效： 理气导滞，调理肠胃。主治积滞、泄泻、腹胀、便秘、腹痛等。

腹：强健脾胃

定位： 腹部。

操作方法： 摩腹，用全手掌腹面或四指腹面轻贴腹部，以脐为中心，做环形运动，逆时针为补，顺时针为泻，逆顺交替为平补平泻。

主治功效： 补脾虚，清胃肠热。主治脾胃疾病。

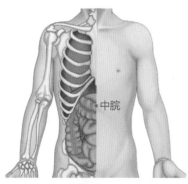

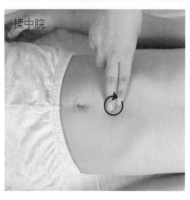

揉中脘

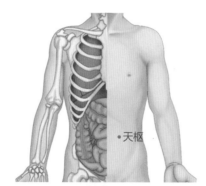

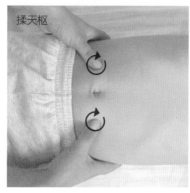

揉天枢

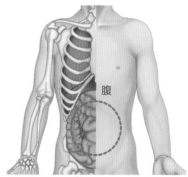

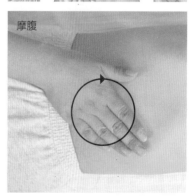

摩腹

腹阴阳：调理脾胃

定位： 腹部剑突至平脐处。

操作方法： 分推腹阴阳，双手拇指从剑突起，分别向两边推，边推边向下移动，直到平脐为止。

主治功效： 调理脾胃。主治脾胃不和引起的腹痛、厌食、泄泻。

神阙：补气消积

定位： 肚脐正中。

操作方法： 可点，可揉，可振。用中指指端或掌根揉，称揉脐；用指摩或掌摩称摩脐；用拇指或食、中二指抓住肚脐抖揉，亦称揉脐。

主治功效： 温中补气，消积导滞。主治脾胃虚寒引起的久泻、脱肛，脾肾阳虚所致的遗尿、水肿等。

肚角：消积止痛

定位： 腹部，位于肚脐下2寸旁开2寸处。

操作方法： 拿肚角，操作者用双手拇指与食指、中指相对，向深处拿捏，上提后放松。

主治功效： 调理脾胃，消导止痛。主治脾胃不和引起的腹痛、便秘、腹胀等。

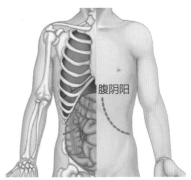

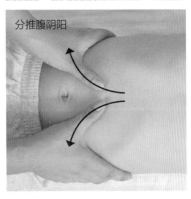

分推腹阴阳

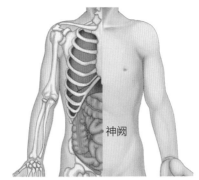

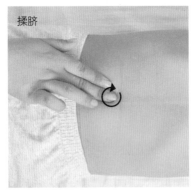

揉脐

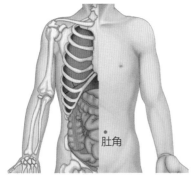

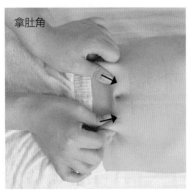

拿肚角

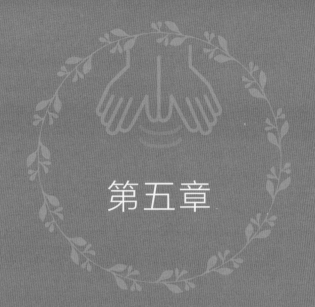

第五章

每天按捏 5 分钟，增强孩子免疫力

孩子就像初生的幼苗，非常娇嫩，五脏六腑都还没长好，需要家长倍加呵护。家长不细心，孩子就会被小病小痛盯上。学会推拿，平时每天抽出 5 分钟时间来给孩子推推捏捏做保健，就能增强孩子体质，让孩子远离疾病。

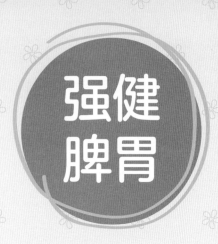

强健脾胃

脾胃调和，孩子消化好

　　脾和胃都是消化器官，中医认为，脾胃同为"气血生化之源"，是"后天之本"。脾胃虚弱会导致孩子对食物消化、吸收、转化和利用的能力下降，造成孩子营养不良、体虚、免疫力下降等，从而引发各种疾病。因此，家长用推拿的手法给孩子保养脾胃是强身健体、防治疾病的基础。

取穴

❈ 腰背部穴位

脾俞：第十一胸椎棘突下，旁开1.5寸处。

胃俞：第十二胸椎棘突下，旁开1.5寸处。

大肠俞：第四腰椎棘突下，旁开1.5寸处。

❈ 手部穴位

脾经：拇指末节螺纹面。

内八卦：手掌面，以掌心为中心，从中心至中指指根距离的 2/3 为半径所作的圆周。

❈ 腹部穴位

腹：腹部。

肚角：位于肚脐下 2 寸旁开 2 寸处。

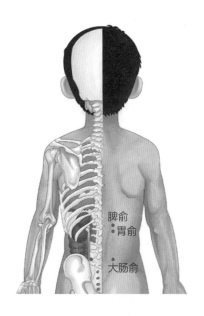

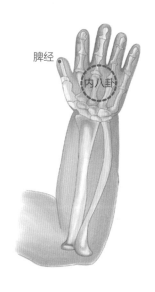

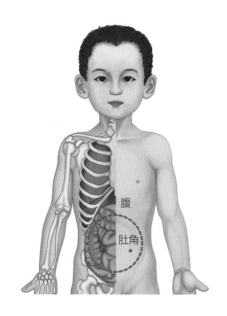

基本推拿手法

从捏拿孩子脊背第 5 遍开始，家长在孩子督脉两旁的膀胱经脏腑腧穴处，用双手拇指与食指合作分别在脾俞、胃俞、大肠俞上提拿。

扫一扫，看视频

❋ 提脾俞

用两手拇指与食指合作在孩子脾俞穴上提 5~10 次。可调理脾胃，帮助脾胃运化。

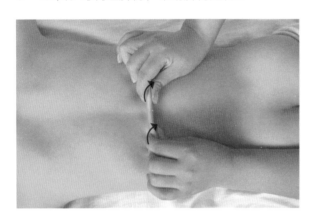

❋ 提胃俞

用两手拇指与食指合作在孩子胃俞穴上提 5~10 次。可和胃健脾，理中降逆，预防积食。

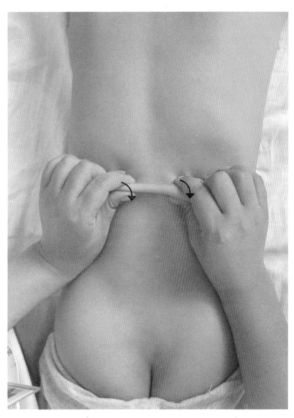

❋ 提大肠俞

用两手拇指与食指合作在孩子大肠俞穴上提 5~10 次。可调理胃肠，防止小儿消化不良、便秘、泄泻等。

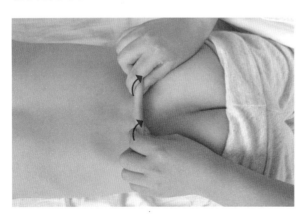

配合推拿手法

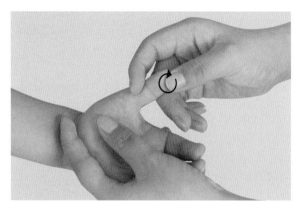

❀ 补脾经

用拇指指腹顺时针方向旋推孩子脾经100~300次。可健脾和胃，防止积食、泄泻。

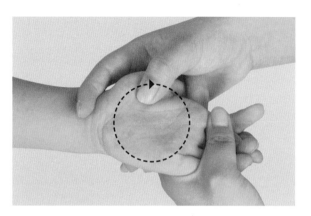

❀ 运内八卦

用拇指螺纹面自孩子手掌小鱼际处启运，沿顺时针方向经大鱼际至起始处运内八卦100次。可调理气机，用于小儿脾胃不和导致的厌食。

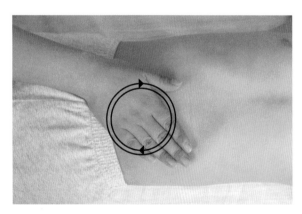

❀ 摩腹

用全手掌腹面或四指腹面轻贴腹部，以脐为中心，做环形运动，顺时针、逆时针各摩100次。可调理脾胃，补脾虚。

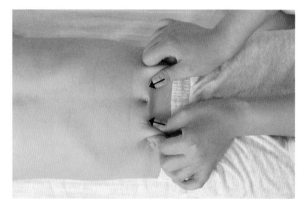

❀ 拿肚角

用双手拇指与食指、中指相对，向深处拿捏、上提后放松，左右各拿肚角3~5次。防止脾胃不和引起腹痛、便秘、腹胀等。

生活护理

1 科学膳食健脾胃。按月龄给孩子添加辅食，不能急于求成，要遵照由一种到多种、由细小逐渐变粗大、从稀逐渐变稠，循序渐进，避免伤害脾胃。

2 要给孩子做好腹部保暖，尤其是肚脐部位的保暖。夜晚睡觉切忌光着肚子，以免脾胃受寒。

3 少让孩子吃燥热的东西，例如炸薯条、炸鸡翅等。还要少吃生冷、油腻、辛辣刺激的食物。

✕ 健脾益胃优选食材

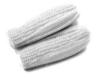

玉米

富含膳食纤维，可以刺激肠蠕动，预防孩子便秘

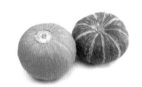

南瓜

健胃消食，保护孩子胃肠黏膜

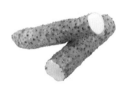

山药

健脾益气，防止春天肝气旺伤脾胃

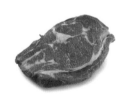

牛肉

培补脾胃，帮助消化

✱ 健脾胃特效食谱

红枣粳米粥

材料：红枣、粳米各适量。

做法：将红枣去核洗净，切开，与粳米入锅加水同煮至黏稠即可。

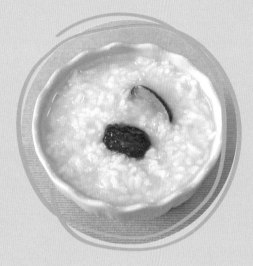

南瓜羹

材料：甜南瓜 10 克。

做法：将南瓜去皮去瓤，切成小块，边煮边将南瓜捣碎，煮至稀软即可。

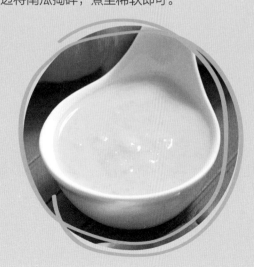

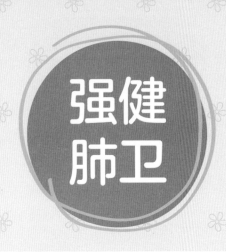

强健肺卫

让孩子呼吸顺畅

中医认为，肺为五脏之华盖，主一身之气，司呼吸。如果孩子肺虚，身体防卫外邪的能力下降，就会引起气短乏力、容易出汗、食欲缺乏、容易感冒等问题。所以，保护好孩子的肺十分重要。

取穴

❋ 腰背部穴位

肺俞：第三胸椎棘突下，脊柱正中线旁开1.5寸处。

脾俞：第十一胸椎棘突下，脊柱正中线旁开1.5寸处。

三焦俞：第一腰椎棘突下，脊柱正中线旁开1.5寸处。

❋ 手部穴位

脾经：拇指末节螺纹面。

肺经：无名指末节螺纹面。

三关：前臂桡侧，腕横纹至肘横纹处。

外劳宫：手背第2、第3掌骨间凹陷处，与内劳宫相对应。

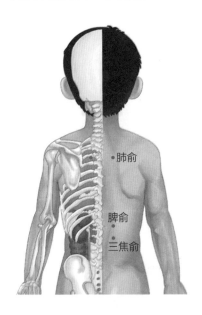

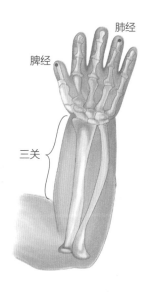

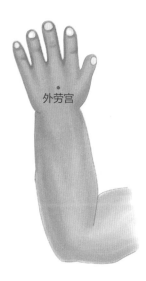

基本推拿手法

从捏拿孩子脊背第 5 遍开始，家长在孩子督脉两旁的膀胱经脏腑腧穴处，用双手拇指与食指合作分别在脾俞、肺俞、三焦俞上提拿。

❋ 提脾俞

用两手拇指与食指合作在孩子脾俞穴上提 3 次。可培土生金，健脾益肺。

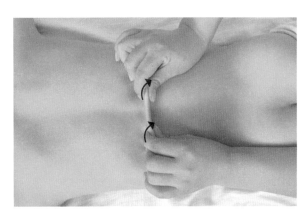

❋ 提三焦俞

用两手拇指与食指合作在孩子三焦俞穴上提 3 次。可通利三焦，强健脾肺。

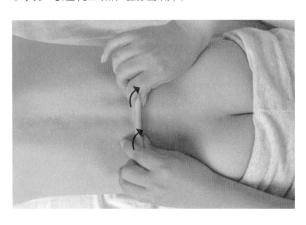

❋ 提肺俞

用两手拇指与食指合作在孩子肺俞穴上提 3 次。可呵护肺脏，预防感冒。

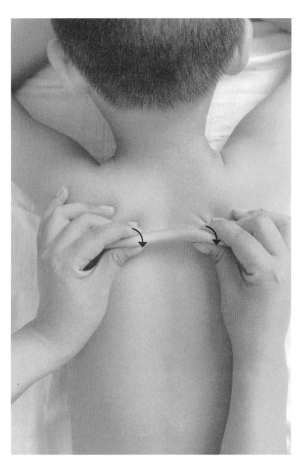

配合推拿手法

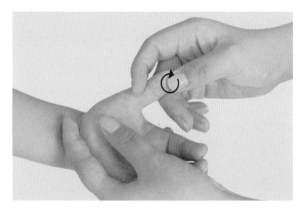

✿ 补脾经

用拇指指腹顺时针方向旋推孩子脾经100~300次。可健脾和胃，保护肺脏。

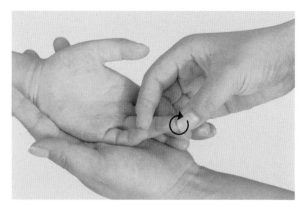

✿ 补肺经

用拇指指腹顺时针方向旋推肺经100~300次。有补肺固表、防咳喘的功效。

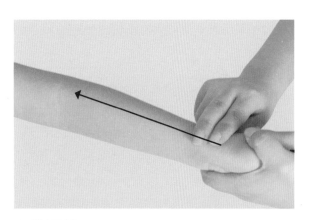

✿ 推三关

食指、中指并拢，自孩子前臂桡侧腕横纹向上推至肘横纹。推30~50次。可温补气血，抵抗虚邪贼风的侵袭。

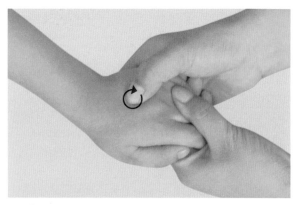

✿ 揉外劳宫

以拇指、食指相对揉按孩子外劳宫3分钟。可以温补阳气，防止孩子受寒感冒、咳嗽。

生活护理

1 让孩子做到饮食有节，不偏食、不挑食，也不暴饮暴食，少吃零食及过甜、过冷、油腻、辛辣的食物。

2 养成良好的作息规律，早睡早起。要注意根据天气变化，及时让孩子增减衣物。

3 多关心孩子的心理，多听孩子的心里话，别让孩子什么事都闷在心里。

✖ 增强肺卫优选食材

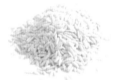

糯米

补肺气，增强抵抗力

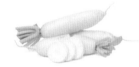

白萝卜

润肺，防秋燥

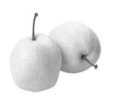

梨

滋阴润燥，养肺

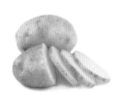

土豆

健脾益肺，养气

✖ 补肺润肺特效食谱

山药羹

材料：山药100克，糯米50克，枸杞子5克。

做法：将山药去皮，洗净，切块；将糯米淘洗干净，放入清水中浸泡3小时，然后和山药块一起放入搅拌机中打成汁；将糯米山药汁和枸杞子一起放入锅中煮成羹即可。

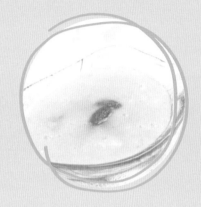

薏米粥

材料：大米40克，薏米20克。

做法：大米、薏米分别洗净，大米浸泡30分钟，薏米浸泡2小时；将大米和薏米放入锅中，加适量水煮成粥即可。

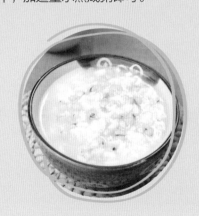

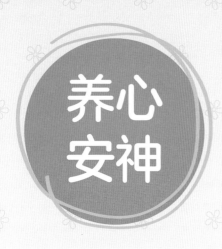

养心安神

心神安宁，孩子睡得香

小孩子如果受到惊吓就容易哭闹。有时候，父母怎么都哄不住，这让很多父母费神。小孩因为心神怯弱，外界一有风吹草动就容易受到惊吓，这就需要平时呵护好孩子的心神。日常生活中，多给孩子做做推拿，就可以保护孩子的心神不受外界侵扰。

取穴

❋ 腰背部穴位

心俞：第五胸椎棘突下，脊柱正中线旁开1.5寸处。

肝俞：第九胸椎棘突下，脊柱正中线旁开1.5寸处。

脾俞：第十一胸椎棘突下，脊柱正中线旁开1.5寸处。

❋ 手部穴位

心经：中指末节螺纹面。

肝经：食指末节螺纹面。

天河水：前臂正中，总筋至曲泽（腕横纹至肘横纹）成一直线。

❋ 头面颈项部穴位

百会：头顶正中线与两耳尖连线的交汇处。

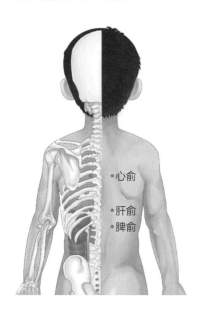

心俞
肝俞
脾俞

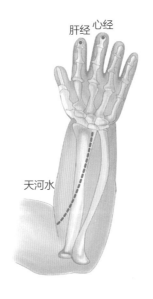

肝经 心经

天河水

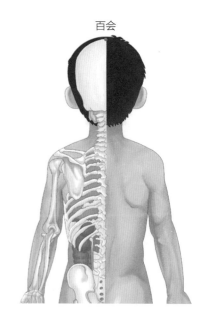

百会

基本推拿手法

从捏拿孩子脊背第 5 遍开始，家长在孩子督脉两旁的膀胱经脏腑腧穴处，用双手拇指与食指合作分别在心俞、肝俞、脾俞上提拿。

✳ 提心俞

用两手拇指与食指合作在孩子心俞穴上提 3 次。可安定心神，调理小儿不寐。

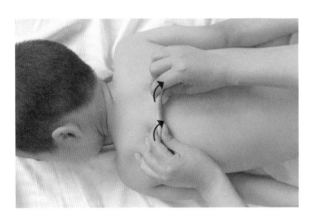

✳ 提肝俞

用两手拇指与食指合作在孩子肝俞穴上提 3 次。可清心肝之热，安神定惊。

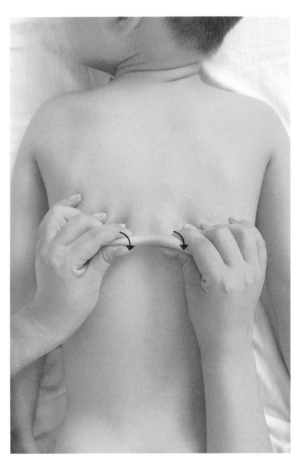

✳ 提脾俞

用两手拇指与食指合作在孩子脾俞穴上提 3 次。调整小儿脏腑功能，健脾和中。

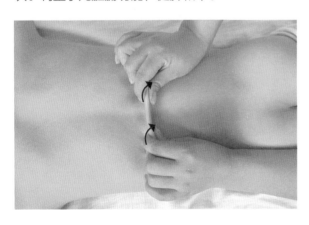

配合推拿手法

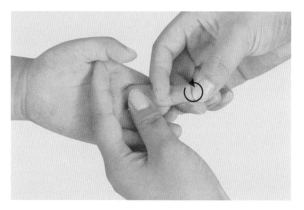

❀ **清心经**

用拇指指腹逆时针旋推心经为清。推 100～300 次。调理心气不足导致的心神不宁等。

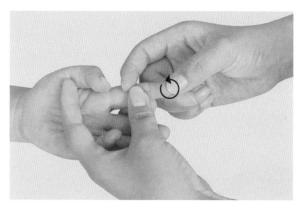

❀ **清肝经**

用拇指指腹逆时针旋推肝经 100～300 次。平肝清热，疏肝镇惊。

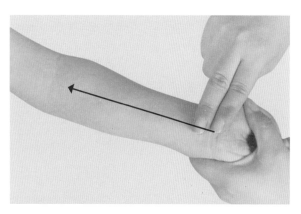

❀ **清天河水**

用食中二指指腹自腕向肘推 100 次，可清热泻心火。

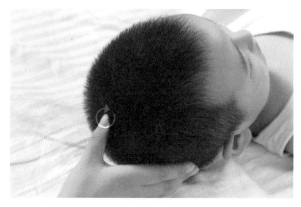

❀ **揉百会**

以拇指或中指指腹在百会穴揉动 30 次。可安神镇惊、健脑益智。

生活护理

1 应注意保持正常的作息时间，晚间不要让孩子玩得太兴奋，要让孩子安静入睡。

2 注意清淡饮食，合理喂养。

3 平时要注意防寒，但也不能衣被过暖。

✖ 养心安神优选食材

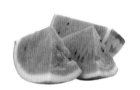

西瓜

清心火，降暑热

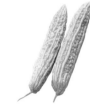

苦瓜

清心明目，清热解毒

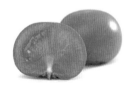

番茄

清心降火，补血养血

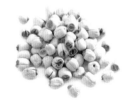

莲子

清心火，安神助眠

✱ 养神安眠特效食谱

红枣莲子粥

材料：大米50克，红枣20克，莲子10克。

做法：红枣去核，切成两半；莲子压成碎末；将红枣、莲子末、大米一起下锅，大火煮开，然后小火煮成黏稠状即可。

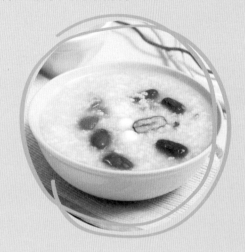

香蕉玉米汁

材料：香蕉50克，熟玉米粒适量。

做法：香蕉去皮，切块；熟玉米粒洗净；将玉米粒和香蕉块放入榨汁机，榨汁后加热即可。

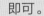

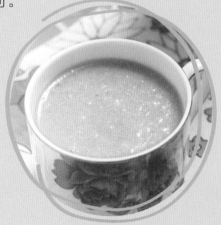

益智健脑

让孩子聪明有办法

促进孩子的智力开发，让孩子头脑聪明，是每位父母的期盼。通过揉按穴位，就可以起到健脑安神、改善脑部血液循环、增强记忆力等益智强脑的独特效果。

取穴

❈ 腰背部穴位

脊： 后背正中，整个脊柱，从大椎至长强成一直线。

心俞： 第五胸椎棘突下，脊柱正中线旁开1.5寸处。

脾俞： 第十一胸椎棘突下，脊柱正中线旁开1.5寸处。

肾俞： 第2腰椎棘突下，脊柱正中线旁开1.5寸处。

❈ 手部穴位

脾经： 拇指末节螺纹面。

肾经： 小指末节螺纹面。

❈ 头面颈项部穴位

百会： 头顶正中线与两耳尖连线的交汇处。

❈ 胸腹部穴位

腹阴阳： 腹部剑突至平脐处。

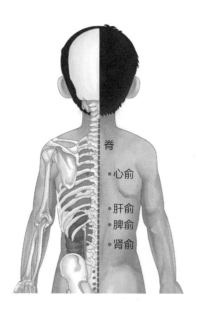

脊
心俞
肝俞
脾俞
肾俞

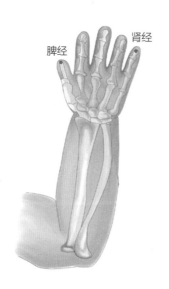

脾经　肾经

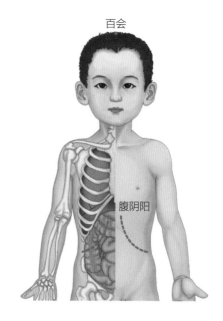

百会
腹阴阳

基本推拿手法

从捏拿孩子脊背第 5 遍开始，家长在孩子督脉两旁的膀胱经脏腑腧穴处，用双手拇指与食指合作分别在心俞、脾俞、肾俞上提拿。

✼ 提心俞

用两手拇指与食指合作在孩子心俞穴上提 3 次。可补益心气，安神宁志。

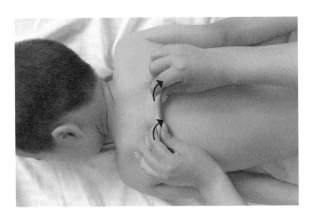

✼ 提脾俞

用两手拇指与食指合作在孩子脾俞穴上提 3 次。可强健脾胃，促进气血畅通。

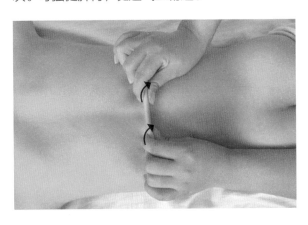

✼ 提肾俞

用两手拇指与食指合作在孩子肾俞穴上提 3 次。可益肾健脑。

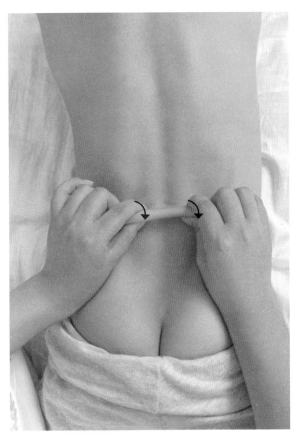

配合推拿手法

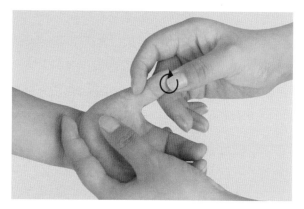

❋ 补脾经

用拇指指腹顺时针方向旋推孩子脾经100～300次。可培补后天之本，健脑益智。

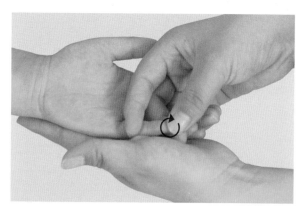

❋ 补肾经

用拇指指腹顺时针方向旋推肾经100～300次。能让小儿肾精逐渐充盛，肾气充足，促进生长发育。

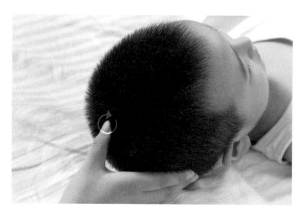

❋ 揉百会

以拇指或中指指腹在百会穴揉动100次。可安神镇惊、健脑益智。

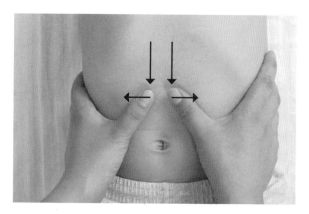

❋ 分推腹阴阳

双手拇指从剑突起，分别向两边推，边推边向下移动，直到平脐为止。推50次。具有补养脾胃，呵护后天之本的作用。

生活护理

1 每天要给孩子喝足水。因为饮水不足会使孩子肾精亏损，肾为脑髓，肾精不足易使脑细胞发育迟缓。人工喂养或混合喂养的孩子，4个月大的每天需喝80毫升水，6个月以上每天需喝100毫升水。纯母乳喂养的孩子一般情况不用额外补水。

2 多吃坚果类食物。核桃、松子、榛子等坚果是很好的补脑食物，但不适合孩子直接进食，尤其是1岁以下的孩子，因此需要将这些食物用磨碎机磨成粉状，然后混配成菜谱或加在三餐中，让孩子每日适量进食。

3 睡前给孩子讲故事，是开发孩子想象力的好时机。

❋ 益智健脑优选食材

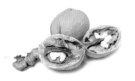

核桃

补脑髓，提高智力

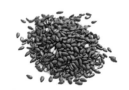

黑芝麻

提升孩子记忆力

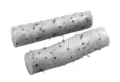

山药

固肾精，益智力

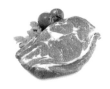

牛肉

健脑益智，增强记忆

❋ 健脑益智特效食谱

蓝莓核桃

材料：核桃50克，魔芋粉5克，蓝莓酱适量，白糖1克。

做法：核桃洗净，提前泡透，蓝莓酱用水稀释一下。将核桃放入搅拌机，加水打成核桃露，加少许白糖搅匀。核桃露中加入魔芋粉，拌匀，放入锅中加热煮沸，倒入模具定型后，切块，淋上蓝莓酱即可。

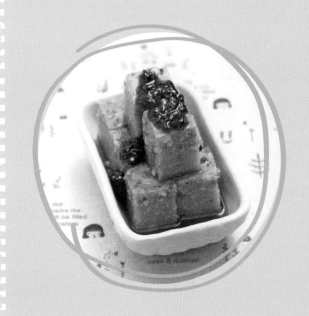

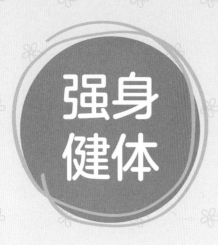

强身健体

让孩子身体强壮少生病

孩子身体强壮，自身的免疫力就好，不易被感冒、发热等疾病盯上。让孩子保持良好的体质，除了靠生活中补充必需的营养，还可以经常给孩子做推拿调理。在穴位上按按捏捏，就能增强孩子的身体素质，让孩子身强体壮。

取穴

❋ 腰背部穴位

脾俞：第十一胸椎棘突下，脊柱正中线旁开 1.5 寸处。

胃俞：第十二胸椎棘突下，脊柱正中线旁开 1.5 寸处。

肾俞：第二腰椎棘突下，脊柱正中线旁开 1.5 寸处。

❋ 手部穴位

脾经：拇指末节螺纹面。

肾经：小指末节螺纹面。

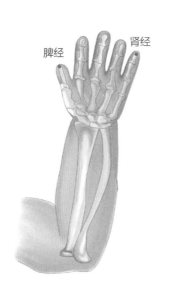

❋ 胸腹部穴位

中脘：位于肚脐上 4 寸，胸骨下端剑突至肚脐连线的中点处。

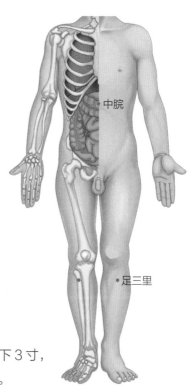

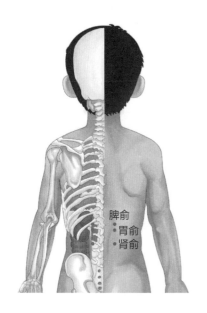

❋ 足部穴位

足三里：外膝眼下 3 寸，胫骨旁开 1 寸处。

基本推拿手法

从捏拿孩子脊背第 5 遍开始,家长在孩子督脉两旁的膀胱经脏腑腧穴处,用双手拇指与食指合作分别在脾俞、胃俞、肾俞上提拿。

❈ 提脾俞

用两手拇指与食指合作在孩子脾俞穴上提 3 次。可促进脾胃消化,强身健体。

❈ 提胃俞

用两手拇指与食指合作在孩子胃俞穴上提 3 次。可和胃降逆,促进消化。

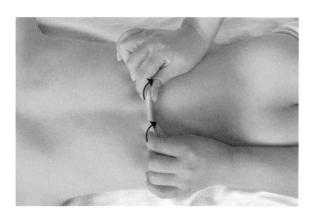

❈ 提肾俞

用两手拇指与食指合作在孩子肾俞穴上提 3 次。有强肾健体的功效。

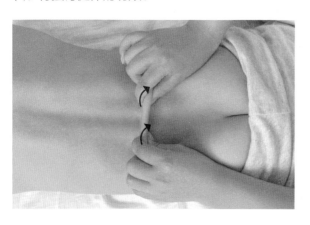

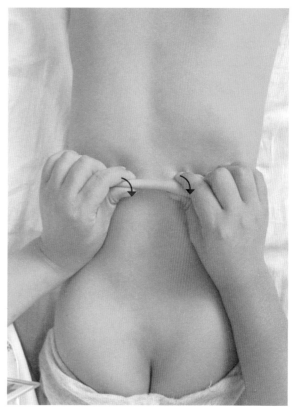

配合推拿手法

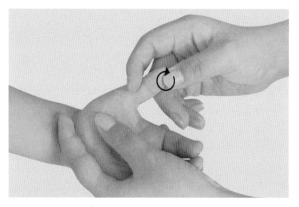

❋ 补脾经

　　用拇指指腹顺时针方向旋推脾经100~300次。可以健脾助运，帮助消化。

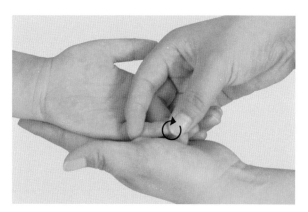

❋ 补肾经

　　用拇指顺时针方向旋推肾经100~300次。可以补肾固本，强健身体。

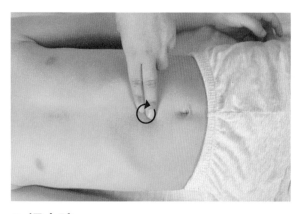

❋ 揉中脘

　　用食指、中指螺纹面或拇指指腹揉中脘穴100次。可健脾和胃，促进消化。

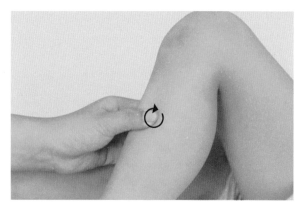

❋ 揉足三里

　　以拇指揉足三里穴100次。可以补脾益气，强健身体。

第六章

护好脾和胃，
孩子不积食消化好

中医认为，脾为后天之本，气血生化之源。脾胃强健，孩子消化吸收功能就好。脾虚则容易引发积食、发热、咳喘等疾病。推拿健脾胃，可增强孩子消化功能，让孩子不被脾虚盯上。

小儿脾虚，推拿可健脾防病

小儿脏腑娇嫩，脾常不足，并不是一种病理现象，而是一种生理状态，是指孩子身体发育尚未完善，脾的形质和功能尚未成熟，而孩子生长发育对营养物质的需求又相较成年人更多，这就使得脾功能更加不足。稍有喂养、调护不当，"脾常不足"的生理特点，很容易使孩子走向"脾虚"的病理阶段。

小儿脾虚原因多为喂养、调护不当

孩子脾虚，多半是吃出来的。现在的家长，恨不得把最好的东西都塞给孩子，要求孩子多吃高营养的食物，总怕孩子饿着，能多喂一口就多喂一口。这样很容易导致孩子饮食过量，脾胃负担过重，时间一长，就会损伤脾胃，造成脾虚。

孩子脾虚的表现症状

不思乳食，食量减少，面色少华，形体偏瘦，肢倦乏力，大便溏薄，夹有不消化食物残渣，舌质淡，苔薄白，脉缓无力。

上述症状表现供广大家长参考，如果孩子存在这些症状中的一种或多种，一定要经过专业医生的诊断治疗，再辅助以家庭推拿调理。

生活护理

1. 科学育儿，合理喂养，不偏食，不嗜食，形成良好的饮食习惯。
2. 及时纠正不良饮食习惯，减少零食摄入，避免餐前或进餐时大量饮水。
3. 适量摄取蔬菜和水果，保证大便通畅。

取穴

❋ 腰背部穴位

脾俞：第十一胸椎棘突下，脊柱正中线旁开 1.5 寸处。

胃俞：第十二胸椎棘突下，脊柱正中线旁开 1.5 寸处。

三焦俞：第一腰椎棘突下，脊柱正中线旁开 1.5 寸处。

大肠俞：第四腰椎棘突下，脊柱正中线旁开 1.5 寸处。

❋ 手部穴位

脾经：拇指末节螺纹面。

板门：手掌大鱼际平面。

内八卦：即手掌面，以掌心为中心，从中心至中指指根距离的 2/3 为半径所作的圆周。

❋ 胸腹部穴位

腹：腹部。

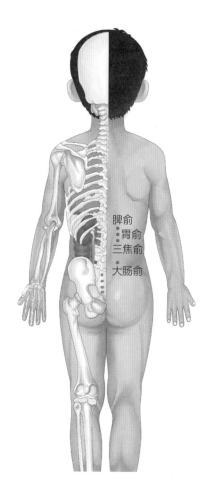

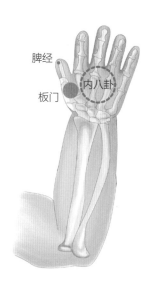

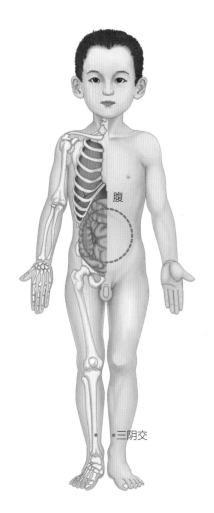

❋ 足部穴位

三阴交：内踝尖上 3 寸。

基本推拿手法

从捏拿孩子脊背第5遍开始，家长在孩子督脉两旁的膀胱经脏腑腧穴处，用双手拇指与食指合作分别在脾俞、胃俞、三焦俞、大肠俞上提拿。

❊ 提脾俞

用两手拇指与食指合作在孩子脾俞穴上提3次。可强健脾胃，帮助消化。

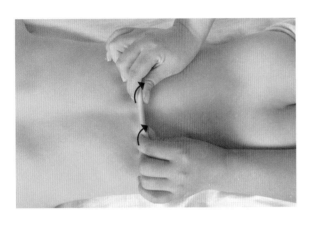

❊ 提胃俞

用两手拇指与食指合作在孩子胃俞穴上提3次。可健脾和胃，消食导滞。

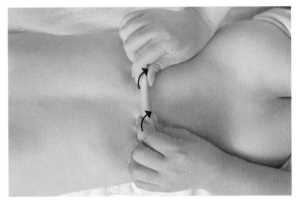

❊ 提三焦俞

用两手拇指与食指合作在孩子三焦俞穴上提3次。可调理三焦，健脾利水。

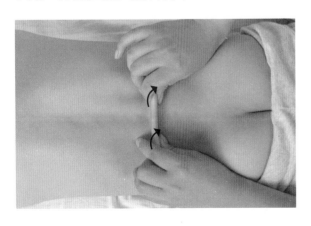

❊ 提大肠俞

用两手拇指与食指合作在孩子大肠俞穴上提3次。能消食导滞，促进脾胃运化。

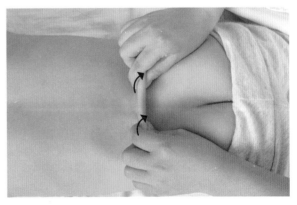

配合推拿手法

❀ 补脾经

用拇指指腹顺时针方向旋推孩子脾经 100~300 次。可健脾益胃，促进消化吸收。

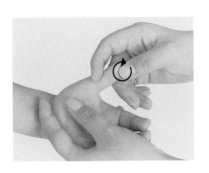

❀ 揉板门

用拇指螺纹面揉按孩子手掌大鱼际平面，揉按 100 次。可消食化积，促进脾胃运化。

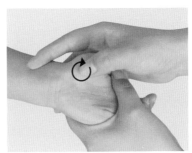

❀ 运内八卦

用拇指螺纹面自孩子手掌小鱼际处启运，沿顺时针方向经大鱼际至起始处，为运内八卦。能宽胸理气，帮助消化。

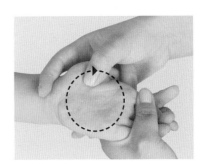

❀ 揉腹

用全手掌腹面或四指腹面轻贴腹部，以脐为中心，做环形运动，逆时针为补。操作 100 次。可补脾虚。

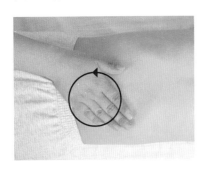

❀ 按揉三阴交

用拇指或食指指端按揉三阴交 100 次。可健脾益肾。

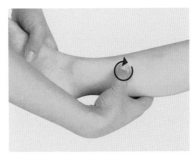

脾胃不和孩子吃饭不香，怎么办

孩子的吃饭问题往往是家里的头等大事，为了孩子能好好吃饭，很多家长都操碎了心。孩子要想聪明、健壮、个子高，都要以好好吃饭为根本，而挑食、厌食的孩子，不仅经常生病，身体和智力发育也会受到影响。

孩子吃饭不香，多为脾胃不和引起

中医认为，孩子吃饭不香，多为脾胃不和引起。脾为人体气血生化之源，有运化水谷的功能；胃的主要功能是受纳与腐熟水谷，它就像一个大袋子一样，接纳孩子吃进去的食物，然后将这些食物进行初步的分解、消化。脾的运化功能失常，胃的受纳功能不足，吃到肚子里的食物不能转化为气、血输送到孩子全身，各个脏器的功能就不能正常进行。

孩子脾胃不和的表现症状

食欲不振，食量减少，食而乏味，形体正常，精神如常，舌淡红，苔薄白或薄腻，脉和缓或指纹淡紫。

如果你的孩子经常挑食，较长时间不好好吃饭、消化不好，以致出现了形体消瘦，就要及时带孩子上医院做检查。若诊断结果是脾胃不和引起的厌食、挑食，在配合医生治疗的同时，还可辅助以推拿调理，强健孩子脾胃。

生活调理

1. 膳食营养要合理搭配，如粗细粮搭配、荤素搭配等。

2. 养成良好的饮食习惯，例如平时少吃零食，不偏食、不挑食，少吃高糖、高脂食物，吃饭定时定量，不让孩子边吃边玩。

3. 在饭菜的制作上，家长要下功夫，在清淡、易消化基础上，尽量做到色香味俱全，激发孩子的食欲。

取穴

❋ 腰背部穴位

脾俞： 第十一胸椎棘突下，脊柱正中线旁开1.5寸处。

胃俞： 第十二胸椎棘突下，脊柱正中线旁开1.5寸处。

大肠俞： 第四腰椎棘突下，脊柱正中线旁开1.5寸处。

❋ 手部穴位

脾经： 拇指末节螺纹面。

大肠经： 食指桡侧缘。

胃经： 拇指大鱼际外侧，赤白肉际之间。

四横纹： 双手掌面食指、中指、无名指、小指第一指间关节横纹处。

❋ 胸腹部穴位

中脘： 位于肚脐上4寸，胸骨下端剑突至肚脐连线的中点处。

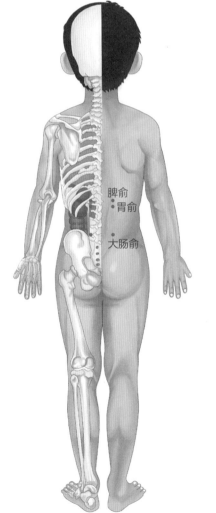

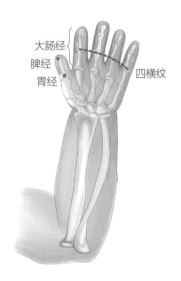

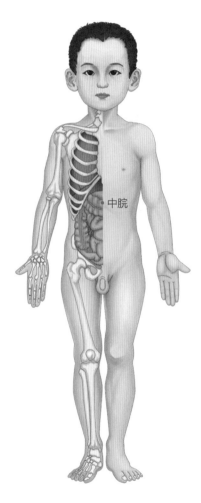

基本推拿手法

从捏拿孩子脊背第 5 遍开始，家长在孩子督脉两旁的膀胱经脏腑腧穴处，用双手拇指与食指合作分别在脾俞、胃俞、大肠俞上提拿。

❈ 提脾俞

用两手拇指与食指合作在孩子脾俞穴上提 3 次。可调和脾胃，防治厌食。

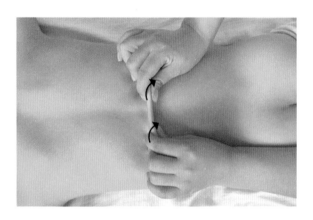

❈ 提大肠俞

用两手拇指与食指合作在孩子大肠俞穴上提 3 次。能促进肠胃运化，防治积食。

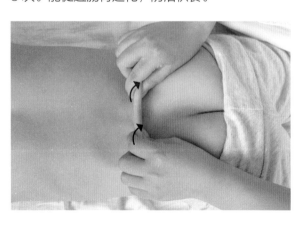

❈ 提胃俞

用两手拇指与食指合作在孩子胃俞穴上提 3 次。可健脾和胃，消食导滞。

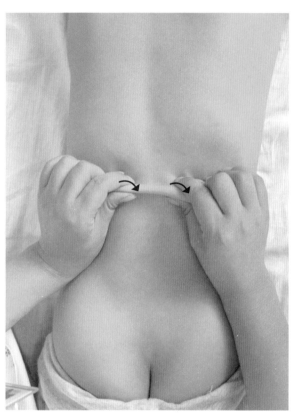

配合推拿手法

补脾经

用拇指指腹顺时针方向旋推孩子脾经100~300次。可健脾和胃，调理厌食、积食。

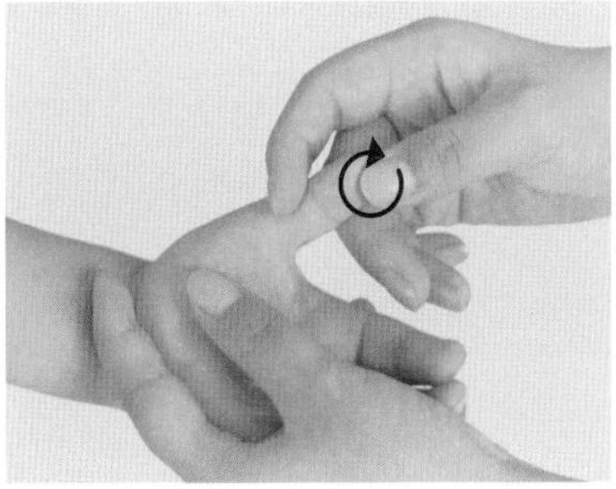

清大肠

用拇指指腹从孩子虎口直推向食指尖100~300次。可清利肠腑，促进消化。

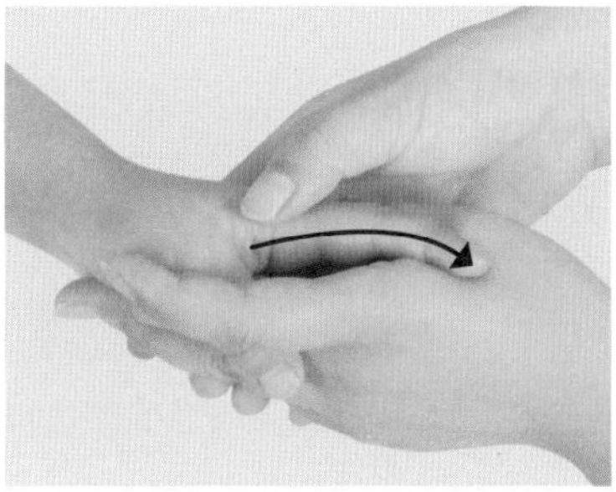

清胃经

用一手的拇指指腹，从孩子大鱼际外侧缘掌根处直推向拇指根100~300次。可和胃降逆、泻胃火，除烦止渴。

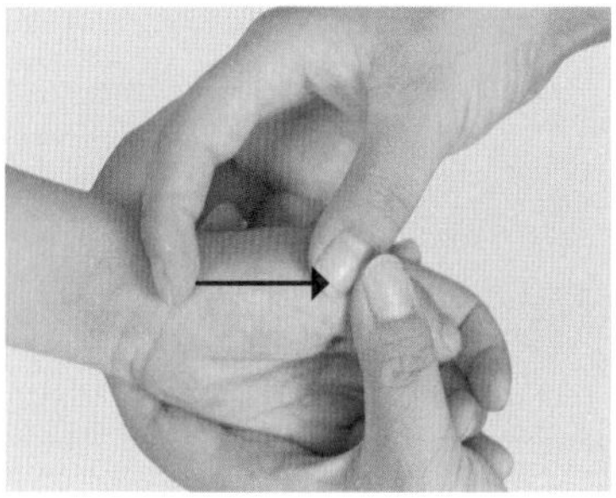

推四横纹

用拇指的螺纹面从孩子食指横纹处向小指横纹处直推50~100次。有消积化食，健脾开胃的功效。

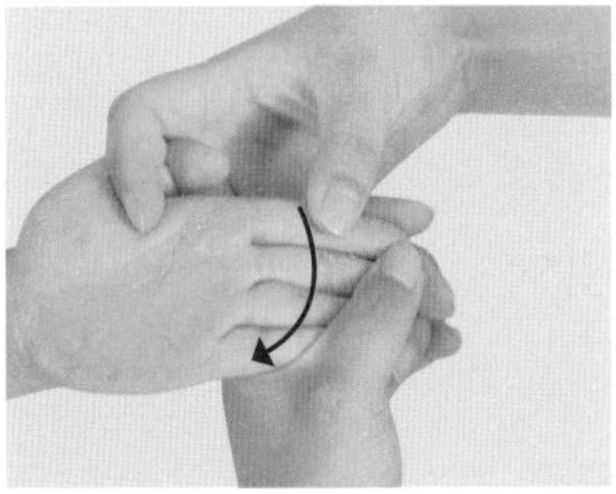

揉中脘

用食指、中指螺纹面或拇指指腹揉中脘穴100次。可健脾和胃、消食导滞。

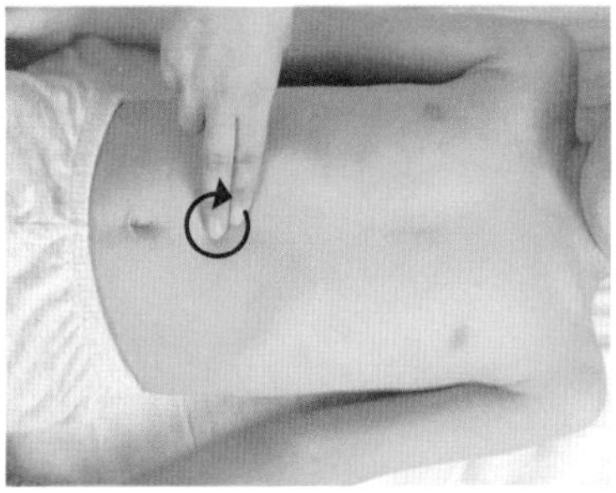

脾胃虚寒，孩子容易肚子疼

脾胃虚寒是引起腹痛的一个重要原因。腹部受凉，会使寒邪凝结在脾胃，使气机凝滞，不通则痛。

孩子脾胃虚寒，多因脾阳不足引起

许多孩子晚上睡觉时吹空调，第二天就会出现肚子痛的情况，如果用热水袋敷一下，肚子暖和过来，疼痛就会缓解。但生活中也有许多孩子很"皮实"，即使偶尔受凉，也没大事，第二天照样活蹦乱跳。这是怎么回事呢？这两类小孩的区别就在于脾功能的强弱。"皮实"的孩子脾功能好，抵御凉气的能力强，不会动不动就生病；而经常受寒腹痛的孩子，一般脾阳不足，不能克制寒气，这种孩子不仅经常腹痛，也容易腹泻、呕吐。并且因为阳气不足，不能温煦全身，手脚也常常冰凉。

孩子脾胃虚寒的表现症状

腹痛绵绵，时作时止，喜温喜按，得食稍缓，面白少华，精神倦怠，四肢不温，乳食减少，或食后腹胀，大便稀溏，舌淡苔白，脉沉缓，指纹淡红。

上述症状表现供广大家长参考，如果孩子存在这些症状中的一种或多种，一定要经过专业医生的诊断治疗，再辅助以家庭推拿调理。

生活调理

1. 注意腹部保暖，避免寒邪、湿热之邪侵袭腹部。
2. 注意饮食卫生，不宜过食生冷瓜果。

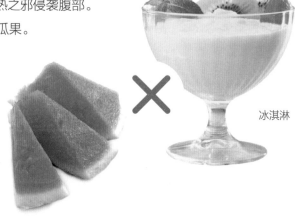

西瓜　×　冰淇淋

取穴

❋ 腰背部穴位

脾俞： 第十一胸椎棘突下，脊柱正中线旁开 1.5 寸处。

胃俞： 第十二胸椎棘突下，脊柱正中线旁开 1.5 寸处。

三焦俞： 第一腰椎棘突下，脊柱正中线旁开 1.5 寸处。

❋ 手部穴位

脾经： 拇指末节螺纹面。

外劳宫： 手背第 2、第 3 掌骨间凹陷处，与内劳宫相对应。

一窝风： 手背腕横纹正中凹陷处。

❋ 腹部穴位

神阙： 肚脐正中。

天枢： 位于肚脐旁开 2 寸处，左右各一。

肚角： 腹部，位于肚脐下 2 寸旁开 2 寸处。

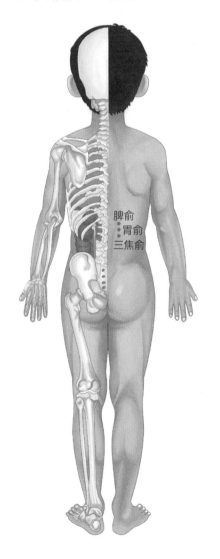

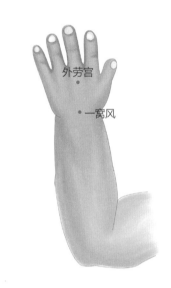

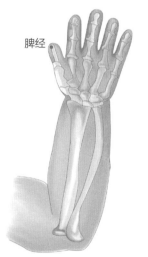

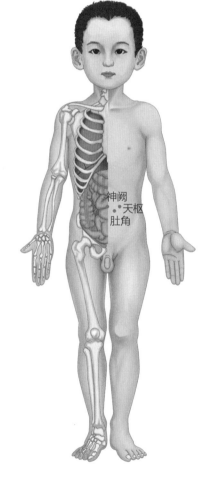

基本推拿手法

扫一扫，看视频

从捏拿孩子脊背第 5 遍开始，家长在孩子督脉两旁的膀胱经脏腑腧穴处，用双手拇指与食指合作分别在脾俞、胃俞、三焦俞上提拿。

❋ 提脾俞

用两手拇指与食指合作在孩子脾俞穴上提5~10 次。可健脾暖胃，防治小儿腹痛。

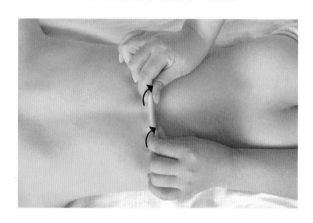

❋ 提三焦俞

用两手拇指与食指合作在孩子三焦俞穴上提5~10 次。可调理三焦，暖腹暖胃。

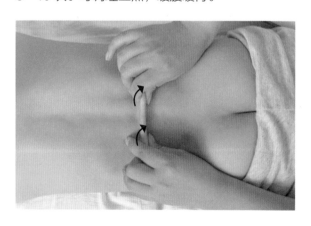

❋ 提胃俞

用两手拇指与食指合作在孩子胃俞穴上提5~10 次。可健脾暖胃，防治小儿腹痛。

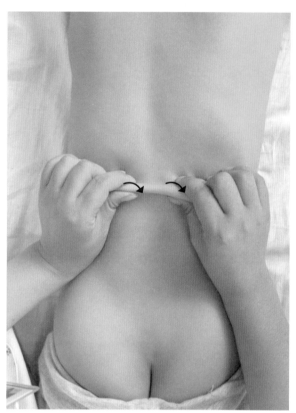

配合推拿手法

❁ 补脾经

用拇指指腹顺时针方向旋推孩子脾经100~300次。可健脾温中，防治受寒腹痛。

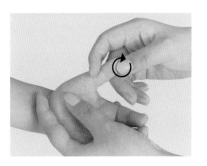

❁ 揉外劳宫

以拇指、食指相对揉按孩子外劳宫3分钟。可温阳，止寒泻。

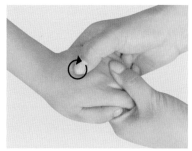

❁ 按揉一窝风

用拇指端按揉一窝风200次。能行气通络，温中止痛。可调理孩子腹痛。

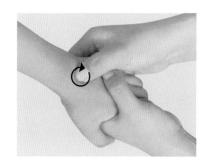

❁ 揉神阙

用食指、中指指腹揉神阙100次。可温中补气、消积导滞，调理脾胃虚寒引起的久泻。

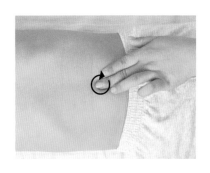

❁ 揉天枢

用拇指或中指螺纹面揉天枢100次。可温煦肠胃，主治受寒腹痛。

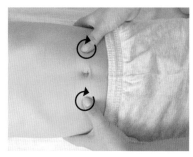

❁ 拿肚角

用拇指和食中二指相对用力拿捏肚角1~3次。肚角是止腹痛要穴，主治孩子受寒腹痛。

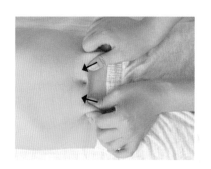

脾胃有湿热易呕吐、腹泻

孩子的身体感受湿热，邪毒会侵犯脾胃，如果孩子本身脾胃就比较虚弱，就很容易使脾胃运化失常，导致腹泻。

湿热犯脾，清热祛湿是关键

小儿脏腑娇嫩，冷暖不知自调，孩子感受自然界的风、寒、暑、湿、热邪都能够导致腹泻，尤其是湿邪热邪最为常见，夏秋季是湿邪热邪当令，因此夏秋季节小儿腹泻患病率增高。因此，要做好预防工作，通过推拿调理清热祛湿。

孩子湿热犯脾的表现症状

大便水样，泻势急迫，量多次频，气味秽臭，腹痛阵作，或大便夹有黏液，肛门红赤，发热，烦躁口渴，恶心呕吐，小便短黄。舌质红，苔黄腻，脉滑数，指纹紫。

上述症状表现供广大家长参考，如果孩子存在这些症状中的一种或多种，一定要经过专业医生的诊断治疗，再辅助以家庭推拿调理。

生活调理

1. 饮食应清淡、易消化，以低脂流质少渣、软烂饮食为主，可选米粥、面糊、藕粉等。不要吃油腻、生冷的食物。即使是炎热的夏天，也要给腹泻的孩子吃温食，喝温水，千万不要贪凉。

2. 可适量进食小米粥，小米具有健脾化湿的功效，对湿热犯脾引起的呕吐、腹泻等有帮助。

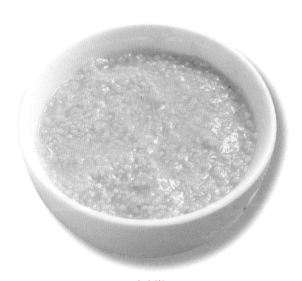

小米粥

取穴

❋ 腰背部穴位

肝俞：第九胸椎棘突下，脊柱正中线旁开1.5寸处。

脾俞：第十一胸椎棘突下，脊柱正中线旁开1.5寸处。

胃俞：第十二胸椎棘突下，脊柱正中线旁开1.5寸处。

三焦俞：第一腰椎棘突下，脊柱正中线旁开1.5寸处。

龟尾：尾椎骨末端。

❋ 手部穴位

脾经：拇指末节螺纹面。

大肠经：食指桡侧缘。

四横纹：双手掌面食指、中指、无名指、小指第一指间关节横纹处。

❋ 腹部穴位

腹：腹部。

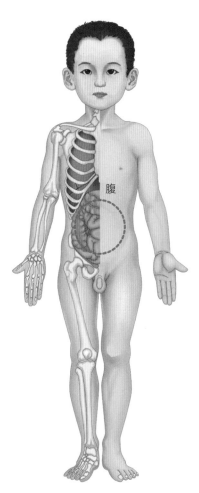

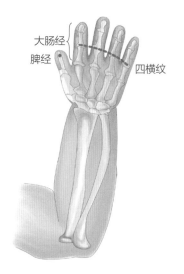

基本推拿手法

从捏拿孩子脊背第 5 遍开始，家长在孩子督脉两旁的膀胱经脏腑腧穴处，用双手拇指与食指合作分别在肝俞、脾俞、胃俞、三焦俞上提拿。

✿ 提肝俞

用两手拇指与食指合作在孩子肝俞穴上提 3 次。可调畅气机，止呕。

✿ 提脾俞

用两手拇指与食指合作在孩子脾俞穴上提 3 次。可健脾化湿，防腹泻。

✿ 提胃俞

用两手拇指与食指合作在孩子胃俞穴上提 3 次。可使脾胃强健，正常排便。

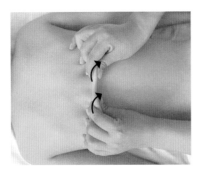 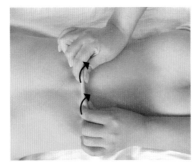 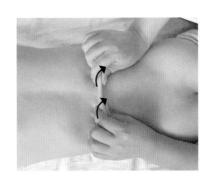

✿ 提三焦俞

用两手拇指与食指合作在孩子三焦俞穴上提 3 次。可升清降浊，调畅气机。

✿ 揉龟尾

用食指或中指指端揉龟尾 30 次。可清热利湿，升清秘浊。

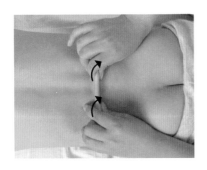 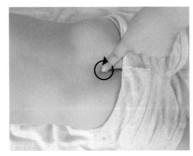

配合推拿手法

✿ 清大肠

从孩子虎口直推向食指尖 100~300 次。可清大肠湿热。

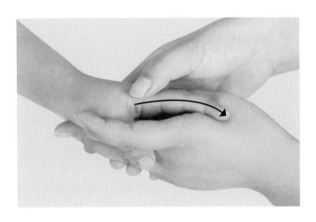

✿ 推四横纹

用拇指的螺纹面从孩子食指横纹处向小指横纹处直推 50~100 次。可健脾止泻，分利水湿。

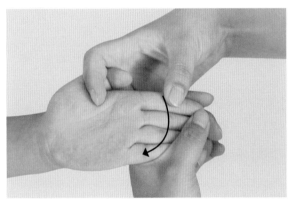

✿ 清脾经

用拇指指腹逆时针方向旋推脾经 100~300 次。可清热健脾除湿。

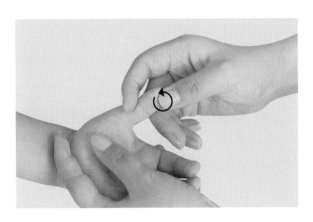

✿ 摩腹

用全手掌腹面或四指腹面轻贴腹部，以脐为中心，做环形运动，顺时针摩腹 150 次。可清胃肠热，止腹泻。

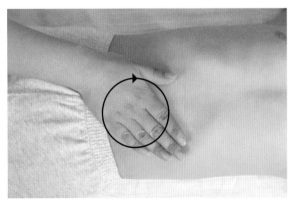

胃肠燥热当清热去火，防便秘

对于孩子来说，便秘多是胃肠燥热造成的。这与吃的关系非常密切。饮食不当、胃肠燥热引起的便秘多为实秘。用推拿的方法给孩子清热去火，就能防治便秘。

饮食不当，胃肠蕴火，孩子容易便秘

许多孩子不爱吃蔬菜，就爱吃肉，还有的孩子喜欢吃薯片、汉堡包这些香燥的食品，都会导致胃肠炽热，肠热就会吸收粪便中的水分，使粪便干结，难以排出。临床上常用泻热导滞通便的方法来调理。

孩子胃肠燥热的表现症状

大便干硬，排出困难，甚至秘结不通，面红身热，口干口臭，或口舌生疮，腹胀腹痛，小便短赤。舌质红，苔黄燥，脉滑数，指纹紫滞。

上述症状表现供广大家长参考，如果孩子存在这些症状中的一种或多种，一定要经过专业医生的诊断治疗，再辅助以家庭推拿调理。

生活调理

1. 多喝水，有助于保持肠道内水分，软化粪便。

2. 多吃能促进肠蠕动、软化粪便的食物。包括富含膳食纤维的食物，如各种蔬菜、水果等；富含B族维生素的食物，如粗粮、豆类及豆制品等。不要吃辛辣刺激、油炸烧烤食物，也不要吃膨化食品，因为这些食品会引起肠燥，加重便秘。

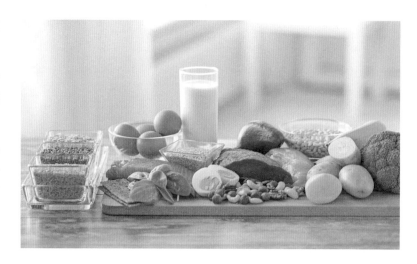

取穴

❈ 腰背部穴位

脾俞：第十一胸椎棘突下，脊柱正中线旁开 1.5 寸处。

胃俞：第十二胸椎棘突下，脊柱正中线旁开 1.5 寸处。

大肠俞：第四腰椎棘突下，脊柱正中线旁开 1.5 寸处。

七节骨：第四腰椎至尾骨端（长强）成一直线。

❈ 手部穴位

脾经：拇指末节螺纹面。

大肠经：食指桡侧缘。

外八卦：手背面，与内八卦相对。

❈ 腹部穴位

中脘：位于肚脐上 4 寸，胸骨下端剑突至肚脐连线的中点处。

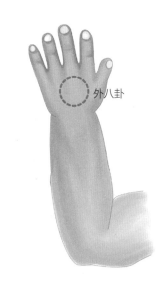
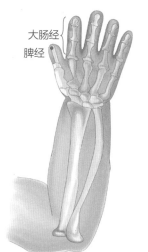

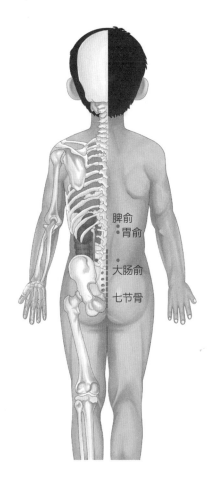

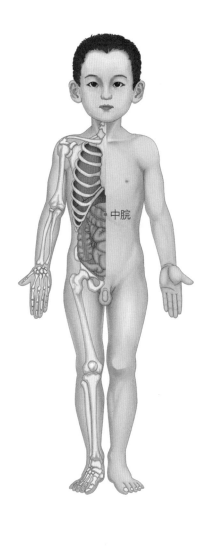

基本推拿手法

从捏拿孩子脊背第 5 遍开始，家长在孩子督脉两旁的膀胱经脏腑腧穴处，用双手拇指与食指合作分别在脾俞、胃俞、大肠俞上提拿，并下推七节骨。

❋ 提脾俞

用两手拇指与食指合作在孩子脾俞穴上提 3 次。可调理脾胃功能，促进排便。

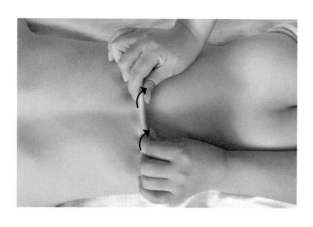

❋ 提胃俞

用两手拇指与食指合作在孩子胃俞穴上提 3 次。可调理胃肠功能，化腐浊。

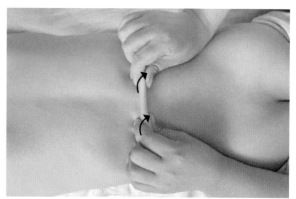

❋ 提大肠俞

用两手拇指与食指合作在孩子大肠俞穴上提 3 次。可清利肠腑，促进肠胃蠕动。

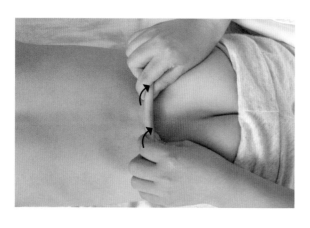

❋ 下推七节骨

用拇指桡侧面或中指自上而下直推 50～100 次。推后用手握空拳，以拳眼叩击七节骨，以通腑泄热，润肠通便。

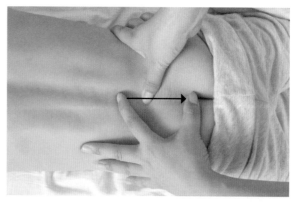

配合推拿手法

❋ 补脾经

用拇指指腹顺时针旋推孩子脾经100~300次。可以健脾胃，润肠通便。

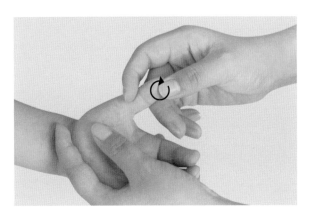

❋ 清大肠

从孩子虎口直推向食指尖100~300次。可行气散结，润肠通便。

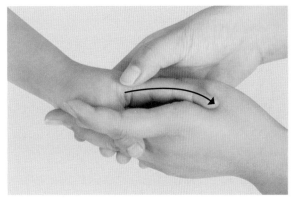

❋ 顺运外八卦

以拇指顺时针方向掐运外八卦，100~300次。可通一身之气血，缓解便秘。

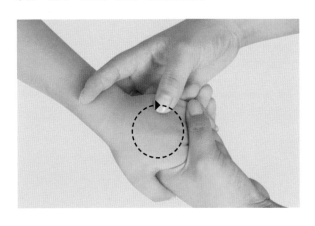

❋ 揉中脘

用食指、中指螺纹面或拇指指腹揉中脘穴100次。可健脾和胃，促进消化。

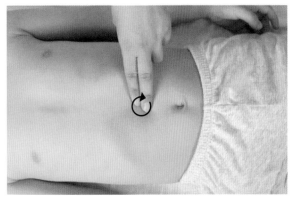

小儿强健脾胃抚触操

摩腹

摩动腹部时动作要轻柔，注意避开肋骨，以肚脐为圆心，按顺时针、逆时针方向各摩动40次。

推脾经

用拇指指腹反复旋推脾经100次。

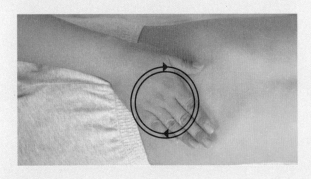

捏脊

重点在第十一、第十二胸椎旁的脾俞和胃俞处，反复捏数次。

揉足三里

拇指指端深按足三里穴片刻，然后以拇指指腹揉动结束。

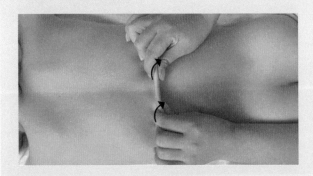

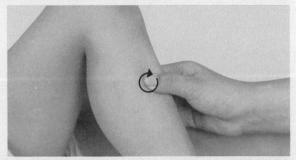

第七章

孩子肺最娇嫩，
肺变强大就不感冒、不咳嗽

中医认为，肺为相傅之官，统领一身之气，是孩子身体的屏障。肺气不虚，孩子就不易感冒、咳嗽。脾为肺之母，养肺也要使脾胃变强健。通过做推拿，可以益肺健脾，远离感冒、咳嗽。

风寒袭肺易外感，解表散寒是关键

孩子的肺很娇弱，遭受风寒侵扰就容易被感冒盯上。学会推拿就可以祛风散寒，让孩子不得风寒感冒。

肺卫打不过风寒邪气，孩子就容易感冒

孩子为什么会得感冒呢？按照西医的说法，是人体受到病毒、细菌等病原体的感染导致的。中医没有病原体这个名词，相对应的是外邪。如果风寒邪气犯肺，必然会引起肺卫的抵抗，正邪相争，如果肺赢了，那就没事。如果最近孩子的身体较弱，肺输了，那就会发生感冒。也就是说，在正邪交战过程中，如果肺卫打不过外邪，那么孩子就会感冒。

孩子风寒袭肺的表现症状

恶寒重，发热轻，无汗，头痛，喷嚏，鼻流清涕，咳嗽，咽不红，舌淡，苔薄白，脉浮紧或指纹浮红。

上述症状表现供广大家长参考，如果孩子存在这些症状中的一种或多种，一定要经过专业医生的诊断治疗，再辅助以家庭推拿调理。

生活调理

1. 在气候变化的季节，尤其要注意孩子胸腹部保暖，防止受凉，以免引发感冒。

2. 注意双足保暖。寒从脚底起，孩子的脚受了凉，就会引发感冒、咳嗽。所以，最好坚持每天晚上睡觉前用40℃左右的温水给孩子洗脚并浸泡3~5分钟。

取穴

❋ 腰背部穴位

肺俞： 第三胸椎棘突下，脊柱正中线旁开 1.5 寸处。

脾俞： 第十一胸椎棘突下，脊柱正中线旁开 1.5 寸处。

风门： 第二胸椎棘突下，脊柱正中线旁开 1.5 寸处。

❋ 手部穴位

肺经： 无名指末节螺纹面。

二扇门： 掌背，中指背两侧的凹陷中。食、中指交界处为一扇门，中指与无名指交界处为二扇门。

外劳宫： 手背第 2、第 3 掌骨间凹陷处，与内劳宫相对应。

❋ 头面颈项部穴位

坎宫： 自眉头至眉梢成一横线处。

风池： 枕外隆突下，胸锁乳突肌与斜方肌之间的凹陷中，左右各一穴。

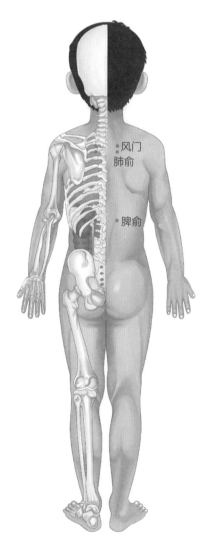

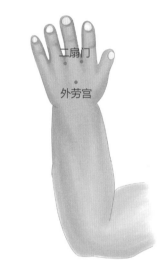

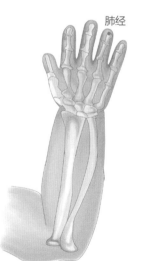

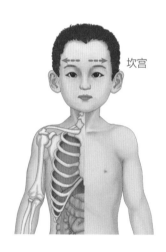

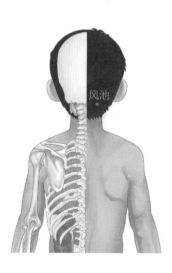

基本推拿手法

从捏拿孩子脊背第 5 遍开始，家长在孩子督脉两旁的膀胱经脏腑腧穴处，用双手拇指与食指合作分别在肺俞、脾俞、风门上提拿。

❋ 提脾俞

用两手拇指与食指合作在孩子脾俞穴上提 3 次。可培补脾气，呵护肺脏。

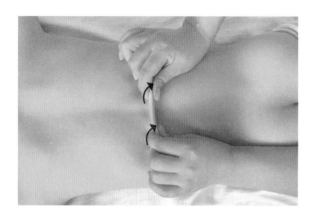

❋ 提风门

用两手拇指与食指合作在孩子风门穴上提 3 次。可祛风散寒，宣肺止咳。

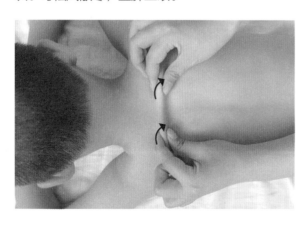

❋ 提肺俞

用两手拇指与食指合作在孩子肺俞穴上提 3 次。可补肺益气，防风寒侵邪。

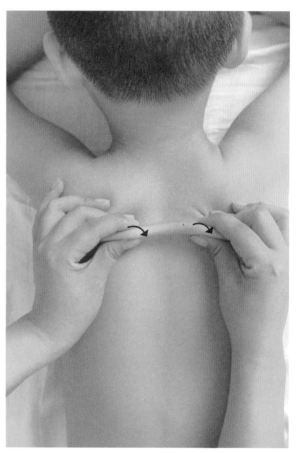

配合推拿手法

✤ 清肺经

用拇指指腹逆时针方向旋推孩子肺经100~300次。可清肃肺脏，化痰顺气，祛除邪气。

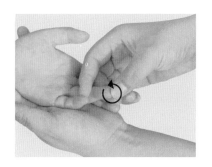

✤ 揉二扇门

以两拇指指端或一手食、中二指指端置于孩子该穴处揉50~100次。可温中散寒，解表止咳。

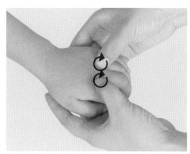

✤ 揉外劳宫

以拇指、食指相对揉按孩子外劳宫3分钟。可发散风寒。

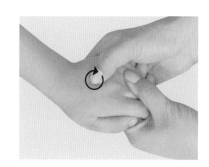

✤ 推坎宫

两拇指同时自眉心向眉梢处分推坎宫1分钟。可疏风解表，醒脑止痛。经常用于孩子外感、头痛等病症。

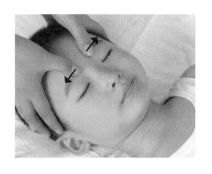

✤ 拿风池

用拇指和食指相对用力拿捏孩子风池穴10~30次，可以祛风解表，防治孩子外感风寒引起的感冒、咳嗽。

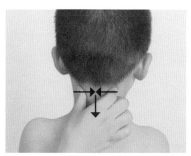

风热犯肺怎么办，
疏风清热预防发热

中医认为，小儿为稚阴稚阳之体，不耐火邪，所以容易发热，风热外邪侵犯肺脏，是引起小儿发热的一个主要原因。

孩子发热多是肺系疾病引起的

做家长的都知道，孩子特别容易发热，甚至有些孩子动不动就发热，而且还是高热。从西医观念来看，这是因为孩子的体温调节中枢发育不完善，不能很好地调节体温，所以，一遇到诱发因素，就容易发热。中医认为，风热犯肺就会外感发热。风热邪气无论从口鼻还是皮肤、毛孔侵入，都会郁闭肺气，肺气郁闭就会引起发热。预防小儿发热，推拿就可以疏风清热。

孩子风热犯肺的表现症状

发热，恶风，有汗或少汗，头痛，鼻流浊涕，喷嚏，咳嗽，咽红肿痛，口干渴，舌质红，苔薄黄，脉浮数或指纹浮紫。

上述症状表现供广大家长参考，如果孩子存在这些症状中的一种或多种，一定要经过专业医生的诊断治疗，再辅助以家庭推拿调理。

生活调理

1. 平常要积极锻炼身体，避免外感；生活作息要规律，保证睡眠充足；保持居室环境清洁卫生，注意室内通风。

2. 流感多发的季节，不要带孩子去人员密集的公共场所，避免与患病小儿密切接触。

3. 饮食要注意营养搭配，不要偏食。

取穴

❈ 腰背部穴位

肺俞： 第三胸椎棘突下，脊柱正中线旁开 1.5 寸处。

脾俞： 第十一胸椎棘突下，脊柱正中线旁开 1.5 寸处。

❈ 手部穴位

肺经： 无名指末节螺纹面。

天河水： 前臂正中，总筋至曲泽（腕横纹至肘横纹）成一直线。

❈ 头面颈项部穴位

太阳： 外眼角与眉梢连线的中点后方的凹陷处。

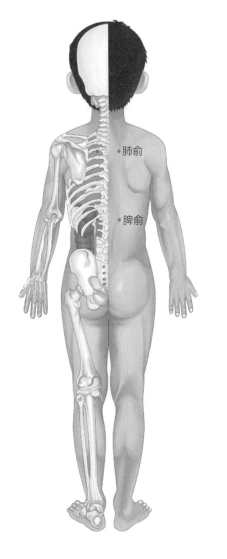

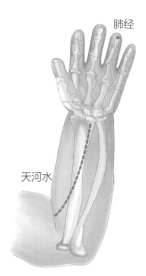

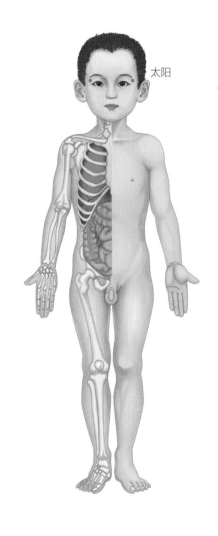

基本推拿手法

从捏拿孩子脊背第5遍开始，家长在孩子督脉两旁的膀胱经脏腑腧穴处，用双手拇指与食指合作分别在肺俞、脾俞上提拿。

❋ 提肺俞

用两手拇指与食指合作在孩子肺俞穴上提3次。可疏风清肺，防风热侵袭。

❋ 提脾俞

用两手拇指与食指合作在孩子脾俞穴上提3次。可健脾胃，防积食发热。

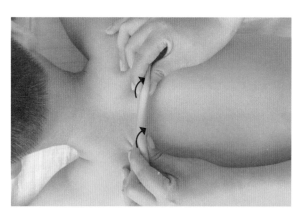

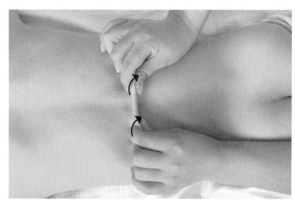

配合推拿手法

❋ 清肺经

用拇指指腹逆时针方向旋推孩子肺经100~300次。可清肃肺脏，祛除邪气。

❋ 清天河水

用食中二指指腹自腕向肘推100次，叫清天河水。可清热解表，防治发热。

❋ 揉太阳

以两拇指或中指指腹在太阳穴揉动3分钟。醒脑开窍，可调理感冒发热引起的头痛。

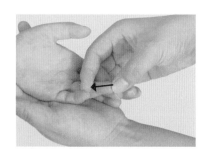

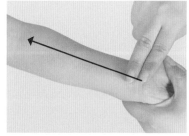

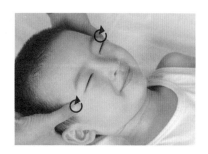

推拿可滋阴养肺，防燥热咳嗽

天气干燥的秋季，对于"喜润恶燥"的肺脏是一个极大的考验。小儿肺脏尤其娇嫩，更容易受到燥邪的损伤，出现口干、咽干、鼻干、大便干燥等表现。因此在秋季要滋阴养肺。

秋冬之交，宜滋阴润燥防感冒

秋冬之交早晚凉，白天气温仍较高，但天气比较干燥，湿度低。在这种气候条件下，人出汗比较少，从夏季积存的体内燥热不容易排出，而外界环境又比较干燥，口腔、鼻腔黏膜缺乏水分的滋润，可以说是内忧外困，肺脏很容易受到燥邪的灼伤。在秋季，就需要滋阴润燥，防感冒咳嗽。

孩子肺阴虚的表现症状

干咳少痰或痰黏难咯，口咽干燥，声音嘶哑，手足心热或潮热盗汗，唇红，舌质红，苔少或花剥，脉细数或指纹淡紫。

上述症状表现供广大家长参考，如果孩子存在这些症状中的一种或多种，一定要经过专业医生的诊断治疗，再辅助以家庭推拿调理。

生活调理

1. 要特别注意对孩子肺的养护，多喝水。
2. 适当吃一些滋阴润肺的食物，如雪梨、冬瓜、莲藕、银耳等。

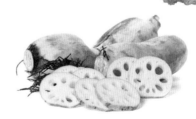

银耳

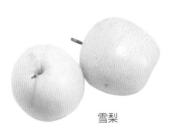

雪梨

冬瓜

莲藕

取穴

❋ 腰背部穴位

肺俞：第三胸椎棘突下，脊柱正中线旁开1.5寸处。

脾俞：第十一胸椎棘突下，脊柱正中线旁开1.5寸处。

风门：第二胸椎棘突下，脊柱正中线旁开1.5寸处。

大杼：第一胸椎棘突下，脊柱正中线旁开1.5寸处。

❋ 手部穴位

肺经：无名指末节螺纹面。

内八卦：即手掌面，以掌心为中心，从中心至中指指根距离的2/3为半径所作的圆周。

四横纹：双手掌面食指、中指、无名指、小指第一指间关节横纹处。

内劳宫：掌心正中，屈指时中指、无名指之间中点。

外劳宫：手背第2、第3掌骨间凹陷处，与内劳宫相对应。

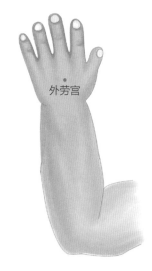

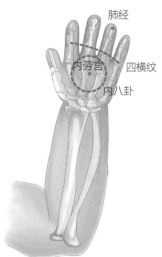

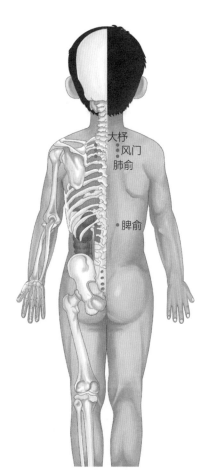

基本推拿手法

从捏拿孩子脊背第5遍开始，家长在孩子督脉两旁的膀胱经脏腑腧穴处，用双手拇指与食指合作分别在肺俞、脾俞、风门、大杼上提拿。

✿ 提肺俞

用两手拇指与食指合作在孩子肺俞穴上提3次。可清虚热，养肺阴。

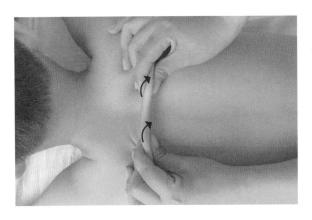

✿ 提脾俞

用两手拇指与食指合作在孩子脾俞穴上提3次。可运脾化痰，止咳。

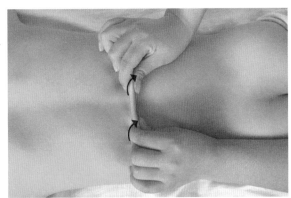

✿ 提风门

用两手拇指与食指合作在孩子风门穴上提3次。可固表护肺。

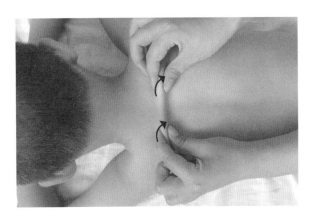

✿ 提大杼

用两手拇指与食指合作在孩子大杼穴上提3次。可宣肺止咳。

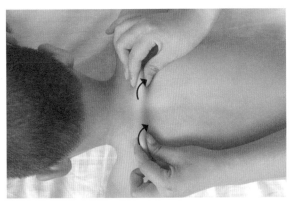

配合推拿手法

❀ 补肺经

用拇指指腹顺时针方向旋推肺经100～300次。可滋阴润肺，防治咳嗽。

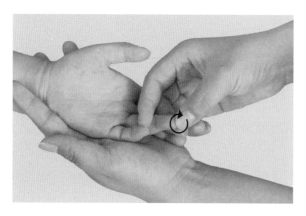

❀ 逆运内八卦

用拇指螺纹面逆时针运内八卦1分钟，可以缓解咳嗽、气喘。

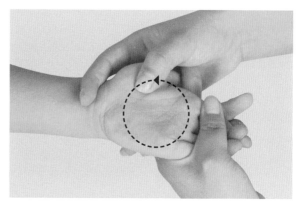

❀ 推四横纹

用拇指的螺纹面从孩子食指横纹处向小指横纹处直推50～100次。可以清虚热，益肺阴。

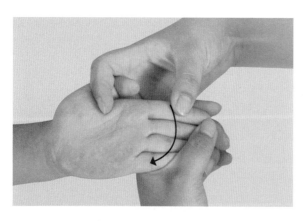

❀ 揉内外劳宫

以拇指、食指相对揉按孩子内外劳宫3分钟。可使内外和谐，阴平阳秘。

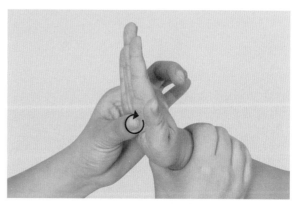

孩子肺气不足，
推拿可护肺卫、防感冒

小孩子为什么易患感冒？因为小儿脏腑娇嫩，肺本身又是娇脏，因此更加娇嫩了。肌肤藩篱不密，卫外功能不固，加上寒暖不知自调，当气候骤变、寒暖失常时，就容易受到外邪侵袭，伤风感冒。

邪气攻破肺卫这座城墙，孩子就易感冒

若把人体比喻成一个国家，那风邪就是侵略者的首领，带着手下寒邪、热邪、暑邪、湿邪等，要来攻打人体这个国家。肺又是什么呢？肺是将军，肺主一身之气，它负责宣发卫气，卫气是专门抵御外邪的，就如同守城的士兵，而肺是指挥这些士兵的。但肺这个将军不太坚强，比较软弱，因此经常城门失守。一旦肺卫被攻破，侵略者就会长驱直入，使人感冒、咳嗽、发热。

孩子肺气不足的表现症状

反复感冒，面白少华，气短自汗，咳嗽无力，神疲懒言，形瘦，大便溏薄，舌质淡，苔薄白，脉细软或指纹淡。

上述症状表现供广大家长参考，如果孩子存在这些症状中的一种或多种，一定要经过专业医生的诊断治疗，再辅助以家庭推拿调理。

生活调理

1. 加强体育锻炼，增强孩子体质。
2. 平素饮食忌辛辣、油腻、过咸、过甜。
3. 过敏性体质的小孩，容易反复感冒或久咳不愈。一些孩子接触常见的过敏原如冷空气、尘螨、花粉等，就会咳个不停。这时，家长要学会让孩子远离过敏原。

取穴

❋ 腰背部穴位

肺俞： 第三胸椎棘突下，脊柱正中线旁开1.5寸处。

脾俞： 第十一胸椎棘突下，脊柱正中线旁开1.5寸处。

肾俞： 第二腰椎棘突下，脊柱正中线旁开1.5寸处。

三焦俞： 第一腰椎棘突下，脊柱正中线旁开1.5寸处。

❋ 手部穴位

脾经： 拇指末节螺纹面。

肺经： 无名指末节螺纹面。

三关： 前臂桡侧，腕横纹至肘横纹处。

❋ 足部穴位

足三里： 外膝眼下3寸，胫骨旁开1寸处。

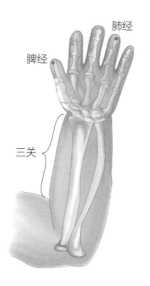

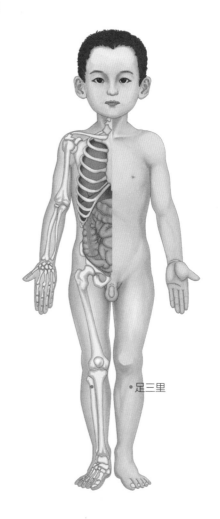

基本推拿手法

从捏拿孩子脊背第 5 遍开始，家长在孩子督脉两旁的膀胱经脏腑腧穴处，用双手拇指与食指合作分别在肺俞、脾俞、肾俞、三焦俞上提拿。

扫一扫，看视频

❋ 提肺俞

用两手拇指与食指合作在孩子肺俞穴上提 5~10 次。可补肺气，固肺卫。

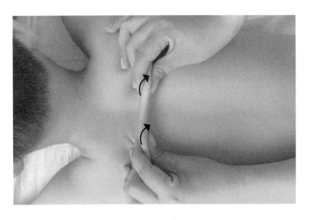

❋ 提脾俞

用两手拇指与食指合作在孩子脾俞穴上提 5~10 次。可补益脾胃。

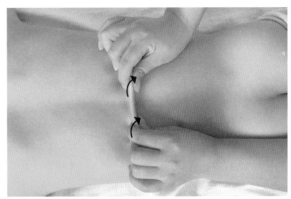

❋ 提肾俞

用两手拇指与食指合作在孩子肾俞穴上提 5~10 次。可固护元气，防止外邪侵肺。

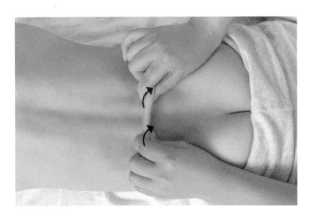

❋ 提三焦俞

用两手拇指与食指合作在孩子三焦俞穴上提 5~10 次。可通利三焦，强健脾肺。

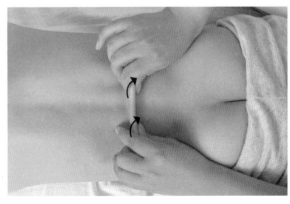

配合推拿手法

❋ 补脾经

　　用拇指指腹顺时针方向旋推孩子脾经100～300次。可健脾益气。

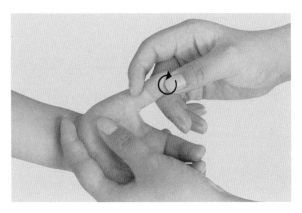

❋ 补肺经

　　用拇指指腹顺时针方向旋推肺经100～300次。可补益肺气，防止咳嗽。

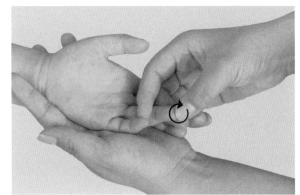

❋ 推三关

　　食指、中指并拢，自孩子腕横纹向上推至肘横纹。推30～50次。可温补气血，防感冒。

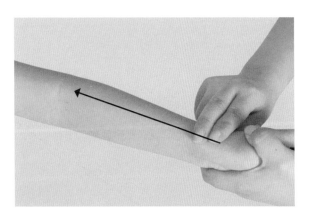

❋ 按揉足三里

　　用拇指指腹揉足三里穴50次。可健脾益胃，补气血。

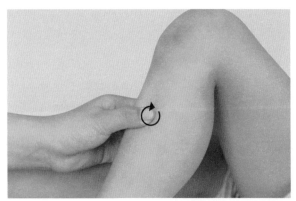

脾为肺之母，健脾就能把肺养

古人认为孩子很少有心肝之火等问题，只要保证肺和脾的健康，基本就能解决大部分健康问题，所以肺和脾这两个脏器对孩子的身体十分重要。

脾与肺母子相生，培土能生金

中医认为，"小儿脾常不足，肺尤娇"。许多孩子的常见问题，都是脾肺二脏引起的。培补脾肺，是强壮孩子体质，改善中气不足的有效方法。小孩子脏腑娇嫩，脾胃吸收、消化食物的功能没有完全形成。根据"五行相生相克"理论，脾是"母亲"，肺是"孩子"，如果"母亲"出了问题，"孩子"也一定会有不足。所以，脾胃受伤，肺也会随之受到伤害；肺受伤，也会影响脾胃。这类孩子经常表现为伤食、感冒交替出现。调理这种情况，首先要健脾。中医称之为"培土生金"。

孩子脾肺不和的表现症状

面色少华，咳嗽无力，痰多，神疲倦怠，动则汗出，不消化，舌质淡，苔薄白或腻，脉细弱无力或指纹淡红。

上述症状表现供广大家长参考，如果孩子存在这些症状中的一种或多种，一定要经过专业医生的诊断治疗，再辅助以家庭推拿调理。

生活调理

1. 养肺最好的办法是让孩子适量吃梨、莲藕、百合、银耳等白色食物。但白色食物多性偏寒凉，生吃容易损伤脾胃，可以将其煮熟后食用，能够减轻寒凉之性，既养肺又不伤脾胃。

2. 尽量不让孩子吃燥热的东西，例如炸薯条、炸鸡腿等。

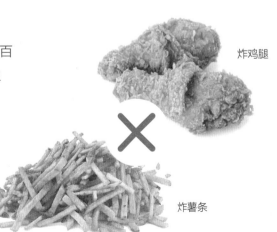

炸鸡腿

炸薯条

取穴

✵ 腰背部穴位

肺俞：第三胸椎棘突下，脊柱正中线旁开1.5寸处。

脾俞：第十一胸椎棘突下，脊柱正中线旁开1.5寸处。

三焦俞：第一腰椎棘突下，脊柱正中线旁开1.5寸处。

✵ 手部穴位

脾经：拇指末节螺纹面。

肺经：无名指末节螺纹面。

内八卦：即手掌面，以掌心为中心，从中心至中指指根距离的2/3为半径所作的圆周。

板门：手掌大鱼际平面。

✵ 足部穴位

足三里：外膝眼下3寸，胫骨旁开1寸处。

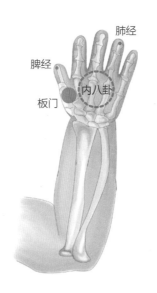

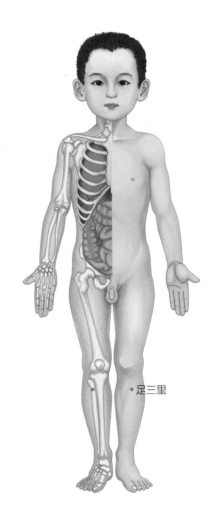

基本推拿手法

从捏拿孩子脊背第 5 遍开始，家长在孩子督脉两旁的膀胱经脏腑腧穴处，用双手拇指与食指合作分别在脾俞、肺俞、三焦俞上提拿。

✳ 提脾俞

用两手拇指与食指合作在孩子脾俞穴上提 3 次。可补益脾胃，强身健体。

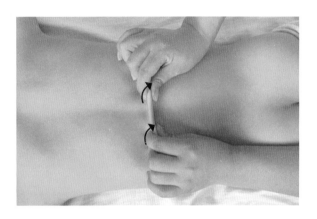

✳ 提肺俞

用两手拇指与食指合作在孩子肺俞穴上提 3 次。可宣肺理气，预防咳喘。

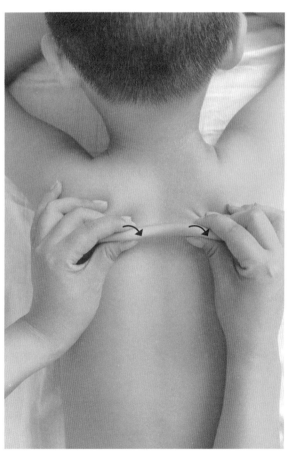

✳ 提三焦俞

用两手拇指与食指合作在孩子三焦俞穴上提 3 次。可宣畅气机，补益脾肺。

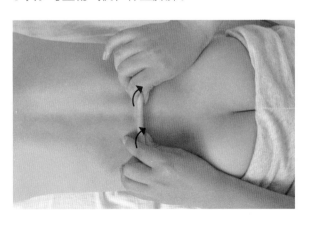

配合推拿手法

❋ 补脾经

用拇指指腹顺时针方向旋推孩子脾经100～300次。可以补脾土生肺金，预防呼吸道感染。

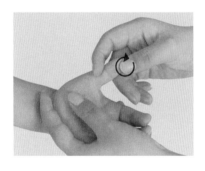

❋ 补肺经

用拇指指腹顺时针方向旋推孩子肺经100～300次。可补益肺气，防止咳嗽。

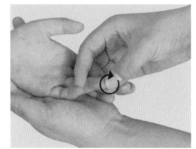

❋ 运内八卦

用拇指螺纹面自孩子手掌小鱼际处启运，沿顺时针方向经大鱼际至起始处，为运内八卦。操作100次。可宽胸理气，预防咳喘。

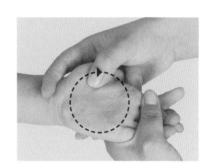

❋ 揉板门

用拇指螺纹面揉按孩子手掌大鱼际平面，揉按100次。可健脾消食，预防咳喘。

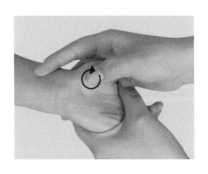

❋ 揉足三里

用拇指指腹揉足三里穴200次。可健脾益胃，补气血。

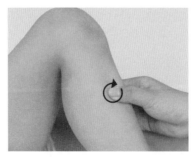

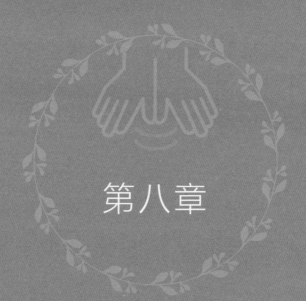

第八章

肾为先天之本，
养好肾孩子长高个、更聪明

中医认为，肾为先天之本、生命之源，它贯穿于一个人的生命孕育、出生、成长、发育、生长、衰老的全过程。拥有强大的肾，是孩子身体健康的本钱。时常给孩子做推拿，可以补养肾精、养护肾气，让孩子发育好，长高个。

孩子生长发育迟缓，
多是肾精不足添的乱

　　小儿生长发育迟缓，通常表现为五迟、五软。五迟的孩子比正常发育的孩子站立迟、行走迟、出牙迟、头发生长迟、语言发育迟。五软的孩子比正常发育的孩子头颈软、口软、手软、足软、肌肉软。预防和调理孩子发育迟缓，通过推拿培补肾精是关键。

先天肾精不足，孩子容易发育迟缓

　　孩子发育不良，多以肝肾不足为常见。父母精血虚亏，或孕期调摄失宜等遗患胎儿，损伤胎元之气，先天精气未充，脏气虚弱，肝肾亏损，筋骨肌肉失养而成。调理应该以补养肝肾，强筋健骨为主。

孩子肾精不足的表现症状

　　主要表现为小儿2~3岁还不能站立行走，头发稀疏难长，牙齿萌出过晚，说话晚，夜寐不安，舌淡，苔少，脉细无力，指纹淡。

　　上述症状表现供广大家长参考，如果孩子存在这些症状中的一种或多种，一定要经过专业医生的诊断治疗，再辅助以家庭推拿调理。

生活调理

　　1. 婴儿合理喂养，饮食注意补充富含营养的食物，食物宜软烂易消化。

　　2. 重视功能锻炼，加强智力训练。

　　3. 注意防治各种急慢性疾病。

　　4. 推拿时多配合语言交流，以帮助孩子开启心智。

　　5. 带孩子多做户外活动，加强体格锻炼，增强体质。

取穴

❋ 腰背部穴位

脾俞： 第十一胸椎棘突下，脊柱正中线旁开 1.5 寸处。

胃俞： 第十二胸椎棘突下，脊柱正中线旁开 1.5 寸处。

肝俞： 第九胸椎棘突下，脊柱正中线旁开 1.5 寸处。

肾俞： 第二腰椎棘突下，脊柱正中线旁开 1.5 寸处。

七节骨： 第四腰椎至尾骨端（长强）成一直线。

❋ 手部穴位

脾经： 拇指末节螺纹面。

小天心： 大小鱼际交界之凹陷处。

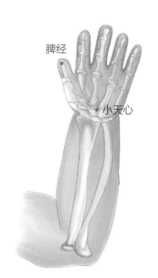

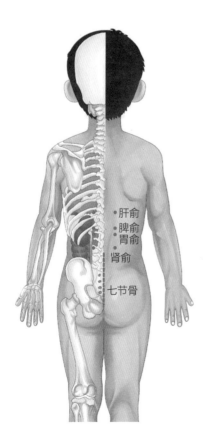

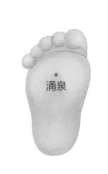

❋ 穴位

腹： 腹部。

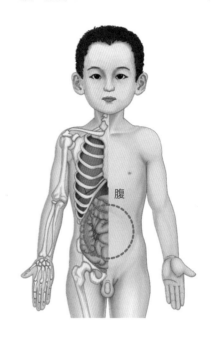

❋ 足部穴位

涌泉： 足心，第二、第三趾的趾缝纹头端与足跟连线的前 1/3 和后 2/3 之交点处，屈趾时足心的凹陷处。

基本推拿手法

从捏拿孩子脊背第 5 遍开始，家长在孩子督脉两旁的膀胱经脏腑腧穴处，用双手拇指与食指合作分别在脾俞、胃俞、肝俞、肾俞上提拿，并推七节骨。

❈ 提脾俞

用两手拇指与食指合作在孩子脾俞穴上提 3 次。可调畅小儿气血，强壮身体。

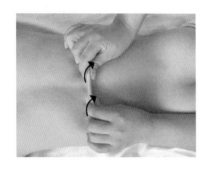

❈ 提胃俞

用两手拇指与食指合作在孩子胃俞穴上提 3 次。可调和脾胃，补益气血。

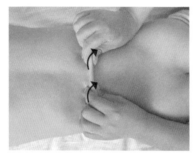

❈ 提肝俞

用两手拇指与食指合作在孩子肝俞穴上提 3 次。可补养肝肾，使筋骨健壮。

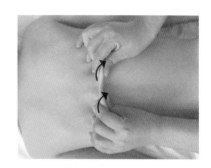

❈ 提肾俞

用两手拇指与食指合作在孩子肾俞穴上提 3 次。可补充肾精，强健身体。

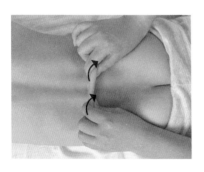

❈ 推上七节骨

用拇指桡侧面或中指自下而上直推 50～100 次。可以强筋健骨。

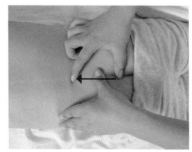

配合推拿手法

❋ 补脾经

用拇指指腹顺时针方向旋推孩子脾经100～300次。可以补脾益胃。

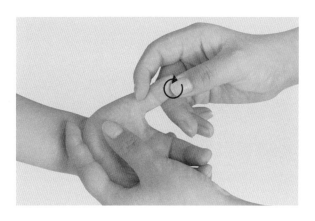

❋ 捣小天心

以中指指端或屈曲的指间关节捣小天心5～20次。可调理四肢肌肉痿软无力。

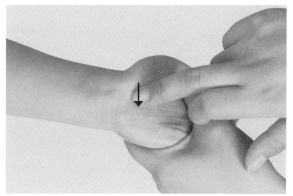

❋ 摩腹

用全手掌腹面或四指腹面轻贴腹部，以脐为中心，做逆时针环形运动3分钟。可补脾益胃，强健身体。

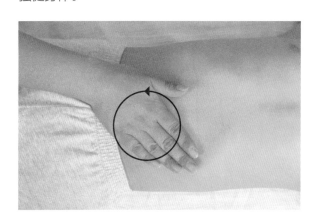

❋ 按揉涌泉

用拇指按揉或推涌泉穴50～100次。可填精益髓，强筋壮骨。

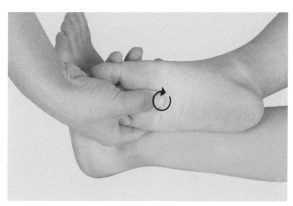

肾气不足孩子在床上"画地图"，用双手固护肾气

小儿先天禀赋不足，体质柔弱，或父母高龄体弱多病，或孕母在妊娠时罹患各种疾病，或因孩子早产、双胎，肾气虚弱，肾阳不足，不能温煦膀胱，膀胱失职，不能制约尿液，发为遗尿病。

培补肾气，孩子不尿床

小儿遗尿是指 3 岁以上的小儿在睡梦中小便自遗，轻者数日 1 次，重者一夜数次的病症。本病男孩多于女孩，病程较长，容易反复发作，影响孩子身心发育。小儿遗尿多因孩子先天肝肾不足引起，调理以补肾固元为主。

孩子肾气不足的表现症状

夜间遗尿，一夜数次，小便清长，面色不华，疲乏无力，盗汗，舌质淡，苔薄白，脉细无力，指纹淡。

上述症状表现供广大家长参考，如果孩子存在这些症状中的一种或多种，一定要经过专业医生的诊断治疗，再辅助以家庭推拿调理。

生活调理

1. 合理养护，适度参加户外活动和体育锻炼，增强孩子的体质。

2. 纠正小儿不良生活习惯，注意培养睡前排尿、睡前少喝水、夜间定时叫醒排尿的生活习惯。

3. 家长要在精神上给予鼓励，要让孩子树立遗尿一定能调理好的信心，不能对孩子冷嘲热讽，造成精神紧张，增加调理难度。

取穴

❈ 腰背部穴位

心俞：第五胸椎棘突下，脊柱正中线旁开 1.5 寸处。

脾俞：第十一胸椎棘突下，脊柱正中线旁开 1.5 寸处。

肺俞：第三胸椎棘突下，脊柱正中线旁开 1.5 寸处。

肝俞：第九胸椎棘突下，脊柱正中线旁开 1.5 寸处。

肾俞：第二腰椎棘突下，脊柱正中线旁开 1.5 寸处。

❈ 手部穴位

肾经：小指末节螺纹面。

脾经：大拇指末节螺纹面。

外劳宫：手背第 2、第 3 掌骨间凹陷处，与内劳宫相对应。

❈ 足部穴位

足三里：外膝眼下 3 寸，胫骨旁开 1 寸处。

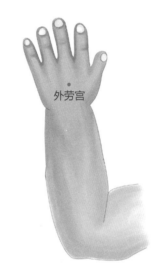

外劳宫

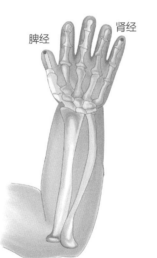

脾经　　肾经

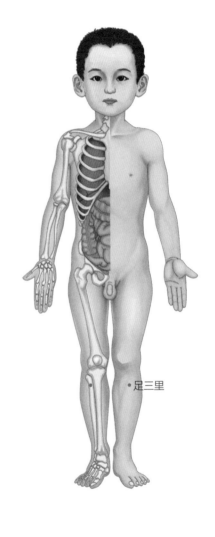

·肺俞
·心俞
·肝俞
·脾俞
·肾俞

·足三里

基本推拿手法

从捏拿孩子脊背第5遍开始，家长在孩子督脉两旁的膀胱经脏腑腧穴处，用双手拇指与食指合作分别在心俞、脾俞、肺俞、肝俞、肾俞上提拿。

扫一扫，看视频

❊ 提心俞

用两手拇指与食指合作在孩子心俞穴上提5~10次。可以养心安神。

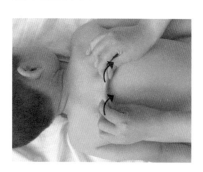

❊ 提脾俞

用两手拇指与食指合作在孩子脾俞穴上提5~10次。可以强健脾胃。

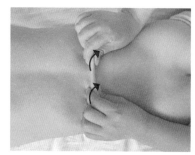

❊ 提肺俞

用两手拇指与食指合作在孩子肺俞穴上提5~10次。可以健脾益肺。

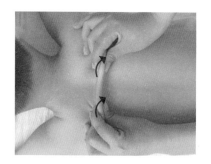

❊ 提肝俞

用两手拇指与食指合作在孩子肝俞穴上提5~10次。可补养肝肾，使筋骨健壮。

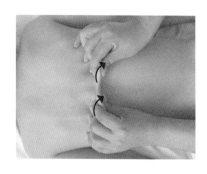

❊ 提肾俞

用两手拇指与食指合作在孩子肾俞穴上提5~10次。可以培补肾气，固本。

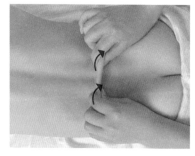

配合推拿手法

✽ 补肾经

用拇指指腹顺时针旋推肾经100次，可补肾固本，调理肾虚引起的遗尿。

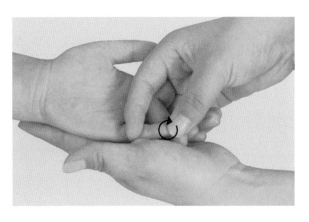

✽ 补脾经

用拇指指腹顺时针方向旋推孩子脾经100次。可健脾益气。

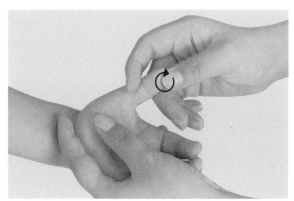

✽ 揉外劳宫

以拇指、食指相对揉按孩子外劳宫3分钟。可以提升阳气，调理遗尿。

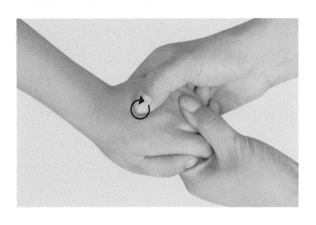

✽ 揉足三里

以拇指揉足三里穴50次。可以强健脾胃，增强体质。

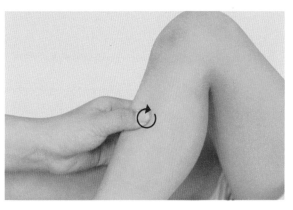

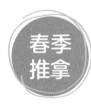

春季
推拿

养肝保平安

中医认为，春季补五脏以养肝为先。这是因为春季为肝气旺盛之时，肝气旺则会影响脾，所以春季容易出现脾胃欠佳的疾病。所以，要护理好孩子脾胃，先要把肝养护好。

提肝俞

用两手拇指与食指合作在孩子肝俞穴上提3次。有利于在春季防治肝病。

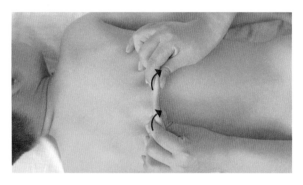

提脾俞

用两手拇指与食指合作在孩子脾俞穴上提3次。可养护脾胃，防肝气侵犯。

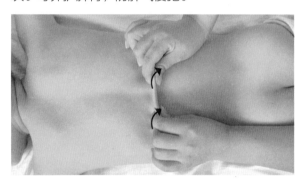

清肝经

用拇指指腹逆时针方向旋推孩子肝经100~300次。可平肝清热。

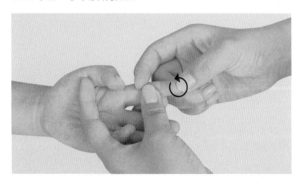

按揉三阴交

用拇指或食指指端按揉孩子三阴交穴50~100次。可健脾益血、调肝补肾。

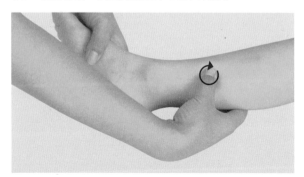

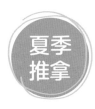

夏季推拿

养心身体健

中医说，养心季节在于夏。在夏季呵护好孩子的心脏，让孩子心神安宁、身体康健。

提心俞

用两手拇指与食指合作在孩子心俞穴上提3次。可补益心气，安神益智。

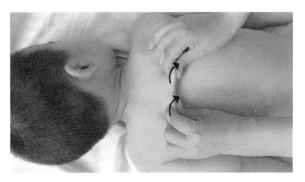

提脾俞

用两手拇指与食指合作在孩子脾俞穴上提3次。可健脾祛湿，养心。

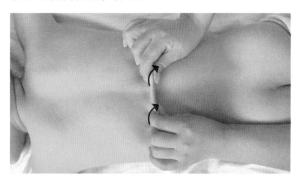

清心经

用拇指指腹逆时针方向旋推心经100～300次。可安神宁心，清心泻火。

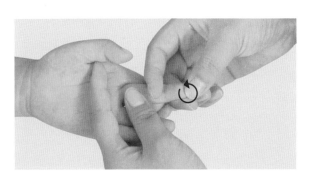

揉按小天心

用拇指螺纹面揉按小天心30～50次。可清心火，安心神。

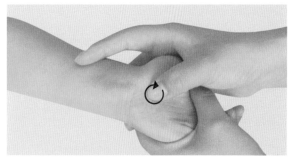

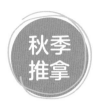
养肺秋不燥

秋天的天气变得干燥，这正是孩子肺气旺盛的时候。由于孩子的身体器官发育不完善，容易因气候变化引发感冒、咳嗽等病症。所以，秋季推拿养肺是关键。

提肺俞

用两手拇指与食指合作在孩子肺俞穴上提3次。可补肺益气，防咳喘。

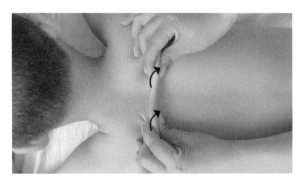

提脾俞

用两手拇指与食指合作在孩子脾俞穴上提3次。可补脾益胃，培土生金。

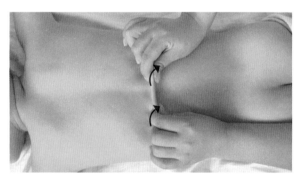

补肺经

用拇指指腹顺时针方向旋推肺经100～200次。可滋阴润肺，预防咳喘。

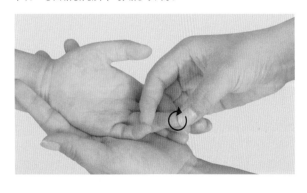

揉膻中

孩子仰卧位，用拇指按揉孩子膻中穴1～5分钟。可理气宽胸，预防咳喘。

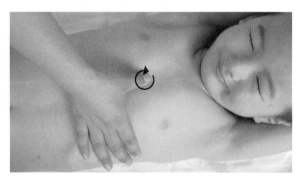

养肾发育好

冬季人体新陈代谢水平较低，需要依靠肾来发挥作用，以保证生命活动适应自然界变化。在冬季，肾脏调养好，就能调节机体适应严冬变化；否则，就会"肾失所养"，从而引发疾病。

提肾俞

用两手拇指与食指合作在孩子肾俞穴上提3次。可补肾益气，强健孩子身体。

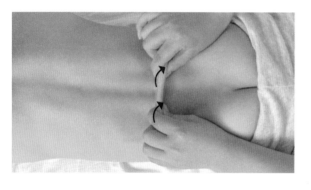

补肾经

用拇指指腹顺时针旋推肾经100~300次，可补肾固本。

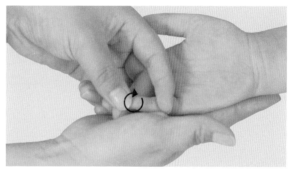

按揉命门

用食指指腹按揉命门10~30次，可培补肾气，防治孩子遗尿、尿频等病症。

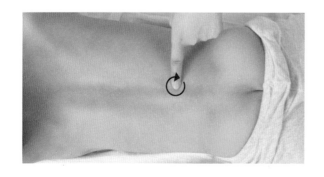

按揉涌泉

用拇指指腹按揉孩子涌泉穴50~100次，可健胃益肾、退热除烦。

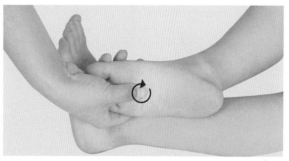

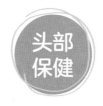

头部
保健

揉面颊

手指并拢，用指腹轻揉孩子面颊。该方法能够促进面部血液循环。

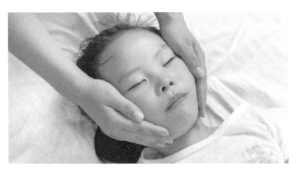

揉耳朵

食指、中指与拇指配合，一起揉捏孩子耳廓，使其有热胀感。揉耳朵，能起到全身保健的作用。

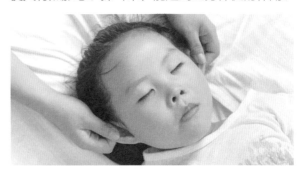

揉眼周

让孩子闭上眼，先用拇指在眼眶周围揉按，再并起四指用指腹压在孩子眼球上轻轻揉动，然后用拇指和食指轻揉眼眶周围。能够改善眼部供血，还能预防近视。

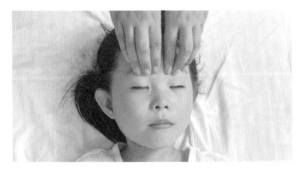

轻揉头部

十指指腹着力紧贴在头皮上，带着发根揉动，但不要发生摩擦。这个方法能够促进脑部发育。

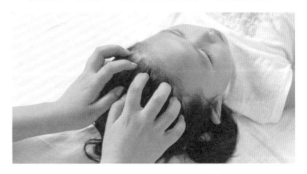

上肢保健

胸腹保健

轻拿上肢

　　手掌和指腹着力拿起上肢肌肉，略停留后还原。能够促进上肢各肌肉群生长。

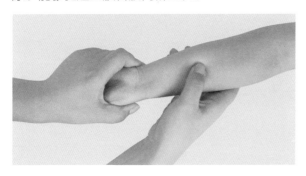

轻摩上肢

　　抚摩上肢时双手掌紧贴皮肤，不要发生跳动。能够促进皮肤血液循环。

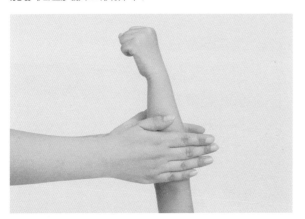

全掌摩揉胸腹部

　　全掌摩揉孩子胸腹部时，着力要轻柔。在肋间可以改为手指揉动。胸部重点揉胸骨，腹部重点揉脐周。轻摩胸腹部能使内脏舒缓平和，轻揉则能促进胸腹部肌肉的生长。

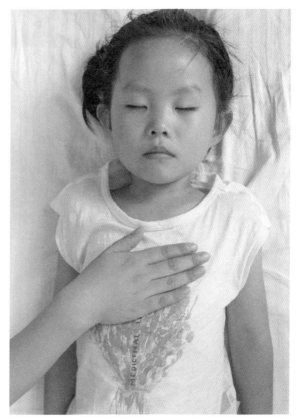

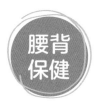

腰背保健

轻摩腰背部

用全掌接触腰背部皮肤，轻轻摩动，尽量对整个腰背部进行抚摸。

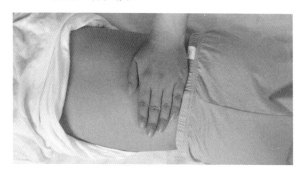

叩打腰背部

十指指腹着力叩打腰背部，叩打时要有弹性。叩打腰背部可激发内脏之气，通筋活络。

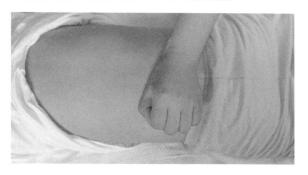

捏脊

两手拇指和食指及中指拿起脊柱两侧的皮肤向上推动，推动时拇指在前，食指和中指在后，依次推捏提放。每捏 3 次往上提拉 1 次。捏脊可调养脏腑，强壮身体。

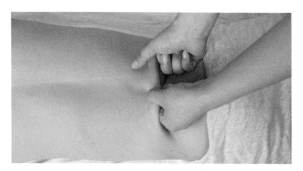

点按督脉

用手点按后背督脉，拇指偏锋斜向上，稍用力，也可以在点按的同时左右波动，但不要用力过大。点完后用全掌自上而下轻揉以放松。点按督脉，可以激发阳气，提高机体抗病能力。

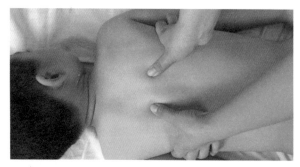

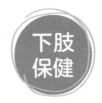

下肢
保健

轻拿大小腿

　　手掌和指腹着力拿起肌肉，不要滑脱，先拿大腿再拿小腿，拿起肌肉时做轻度揉动，能够促进生长发育、消除疲劳。

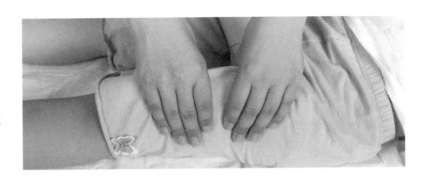

活动膝髋关节

　　膝部活动以屈伸为主，髋部以旋转为主，整个动作要缓慢，幅度从小到大，可以促进关节发育。

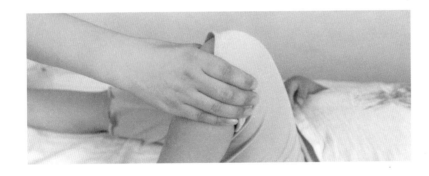

点按腿足部要穴

　　时常点按腿足部足三里、三阴交、涌泉三个穴位，能够很好地调节四肢和脏腑功能。

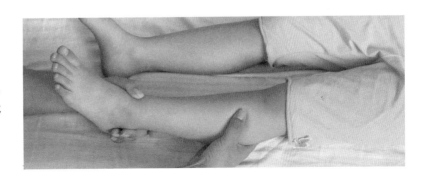

手指兄弟

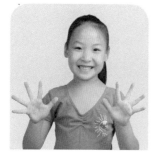

兄弟十个分两组

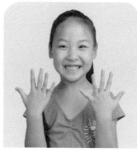

生来个头有高低

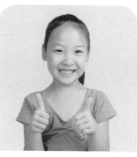

老大长得最壮实

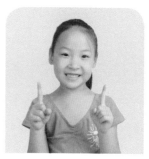

老二生来办法多

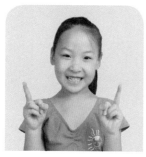

老三长得个头大

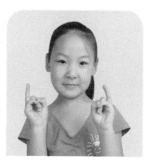

老四最最没出息

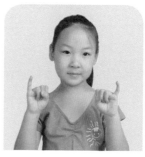

老五别看个子小

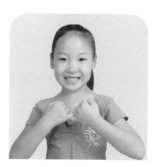

拉起勾来本领高

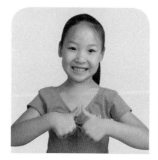

老大碰碰头

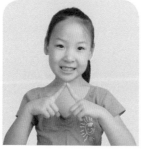

老二碰碰脸

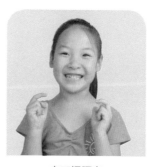

老三把腰弯

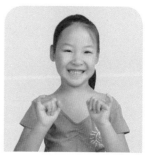

老五伸伸腿

手指孩子

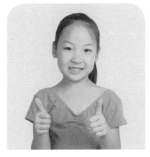

两个大拇指

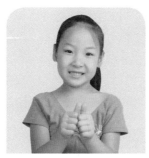

比比一般高

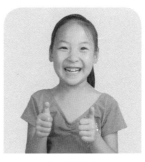

相互把头点

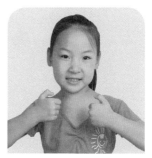

再把腰弯弯

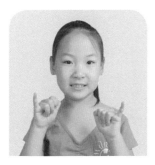

两个小拇指

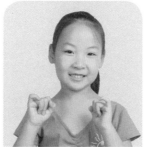

一样都灵巧

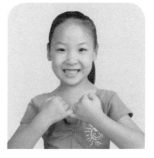

相互拉勾勾

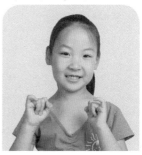

点头问问好

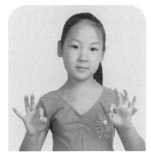

食指

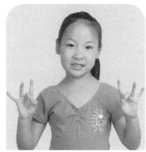

中指

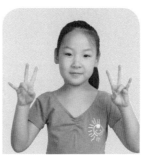

无名指

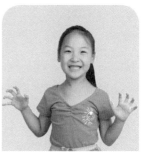

样样事情离不开

悦然精品图书推荐

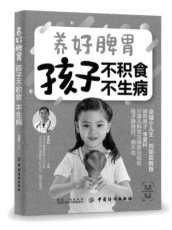

定价
55.00 元

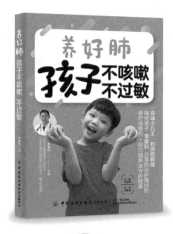

定价
55.00 元

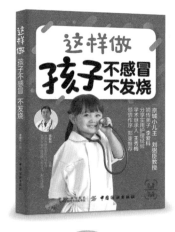

定价
55.00 元

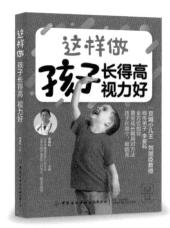

定价
55.00 元

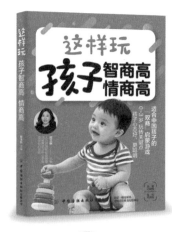

定价
55.00 元